உடம்பை கவனிங்க...

கோபமாதவன்

சத்யா

Title:
Udambai Gavaniga
GopaMadhavan
ISBN: 978-93-92474-56-9
Title Code : Sathyaa - 055

நூல் தலைப்பு
உடம்பை கவனிங்க

நூல் ஆசிரியர்
கோபமாதவன்

முதற்பதிப்பு
டிசம்பர் 2023

விலை : ₹ 100

பக்கம் : 60

Printed in India

Published by
Sathyaa Enterprises
No.137, First Floor,
Choolaimedu,
Chennai - 600 094.
044 - 4507 4203

Email
sathyaabooks@gmail.com

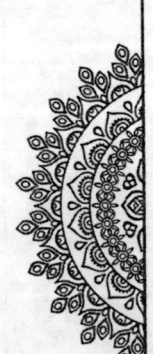
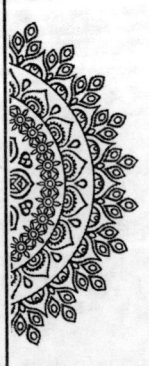

உள்ளே...

1. ஊட்டச்சத்து : அடித்தளத்தை கட்டுதல் — 6
2. உங்கள் உணவுத் தட்டில் வானவில்லை நிரப்புதல் : பல்வேறு உணவுகள் — 9
3. முழு தானியங்கள் : ஆற்றலின் நிலையான ஆதாரம் — 12
4. புரோட்டீன்கள் : செல்கள் மற்றும் திசுக்களின் கட்டமைப்புகள் — 15
5. ஆரோக்கியமான கொழுப்புகள் : நண்பர்களா, எதிரிகளா? — 20
6. ஃபைபர் : செரிமானத்தின் சக்தி வாய்ந்த நண்பர் — 23
7. வைட்டமின்கள் மற்றும் தாதுக்கள் : மைக்ரோ நியூட்ரியன்ட்களின் முக்கியத்துவம் — 26
8. உங்கள் உணவுத்திட்டத்தை உருவாக்குதல் : ஆரோக்கியமான ஹேபிட்களைக் கட்டமைத்தல் — 30

9. ஸ்மார்ட் ஷாப்பிங் : பட்ஜெட்டில் ஆரோக்கியமாக
சாப்பிடுங்கள்   33

10. ஆரோக்கியமான சாப்பிடுதலை மகிழ்விக்க மாற்றுதல் :
உங்கள் வாழ்க்கை முறையில் எளிதான மாற்றங்கள்   38

11. நீடித்த நிலைத்தன்மை : வாழ்க்கை முழுவதும்
ஆரோக்கியமான உணவு   43

12. சுவையான மற்றும் ஆரோக்கியமான
செய்வுகளைக் கண்டறிதல்   46

13. பட்ஜெட்டில் ஆரோக்கியமாக சமைத்தல்   51

14. நேரமின்மை இருந்தாலும் ஆரோக்கியமாக
சாப்பிடுதல்   54

15. முடிவுரை   58

புத்தக அறிமுகம்

நினைவில் இருக்கிறதா பாட்டி வைத்த அந்த சூடான சாதம் வாசனை? மழைநேர சோளவடை சுடும் கமகம்? அம்மா கையால் பிசைந்த மாவிலை தோசையின் மிருதுத்தன்மை? அந்த ஆரோக்கியமும் சுவையும் கலந்த உணவு பழக்க வழக்கங்கள் ஏதோ ஒரு காலத்தில் நம்மை விட்டு எங்கே போய் மறைந்தன? சர்க்கரை சுவைத்து, துரித உணவுகளில் மூழ்கி நமது உடலையும் மனத்தையும் நாமே சீரழித்து வருகிறோம். இந்த உணவு சந்தடியில் இருந்து மீள்வதற்கும், பாட்டிகளின் சமையலறை ஞானத்தை மீட்டெடுத்து நமது வாழ்வை ஆரோக்கிய நதியில் பாய்ச்ச விடுவதற்குமான ஒரு பயணத்துக்கு தயாராகி விட்டீர்களா?

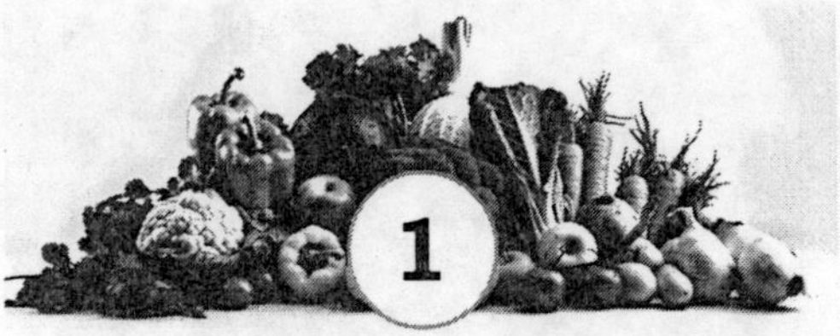

ஊட்டச்சத்து : அடித்தளத்தை கட்டுதல்

ஆரோக்கியத்தின் அடித்தளம்

வாழ்க்கையில் எந்தவொரு கட்டடத்தையும் கட்டத் தொடங்குவதற்குமுன், பலமான அடித்தளம் அவசியம். உங்கள் ஆரோக்கியத்திற்கும் இதுவே பொருத்தம். ஆரோக்கியமான உணவு முறையே நீங்கள் கட்ட விரும்பும் ஆரோக்கியமான வாழ்க்கைக்கான திடமான அடித்தளம். இந்த அத்தியாயத்தில்,

❖ ஊட்டச்சத்து என்றால் என்ன?
❖ எந்தெந்த ஊட்டச்சத்துக்கள் உங்கள் உடலுக்குத் தேவை?
❖ உங்கள் உணவிலிருந்து அவற்றை எவ்வாறு பெறுவது?

போன்ற அடிப்படை முக்கியமான கேள்விகளுக்கு விடை அளிப்போம்.

ஊட்டச்சத்து என்றால் என்ன?

நீங்கள் சாப்பிடும் உணவு உங்கள் உடலுக்கு எரிபொருள் மட்டுமல்ல; அது செல்கள், திசுக்கள், உறுப்புகள் என உங்கள் உடலைக்

கட்டமைக்கும் செங்கற்களும் ஆகும். உங்கள் உடல் சரியாகச் செயல்பட, வளர்ச்சியடைய, மற்றும் நோய்களை எதிர்த்துப் போராட தேவையான அனைத்து ஊட்டச்சத்துக்களையும் உங்கள் உணவிலிருந்து பெறுவது அவசியம்.

அத்தியாவசிய ஊட்டச்சத்துக்கள்

உங்கள் உடலுக்கு ஆறு முக்கிய வகையான ஊட்டச்சத்துக்கள் தேவை :

❖ **கார்போஹைட்ரேட்டுகள்** : உங்கள் உடலுக்குத் தேவையான ஆற்றலை வழங்கும் முதன்மை ஆதாரம். முழு தானியங்கள், பழங்கள், காய்கறிகள் ஆகியவற்றில் அதிகம் காணப்படு கின்றன.

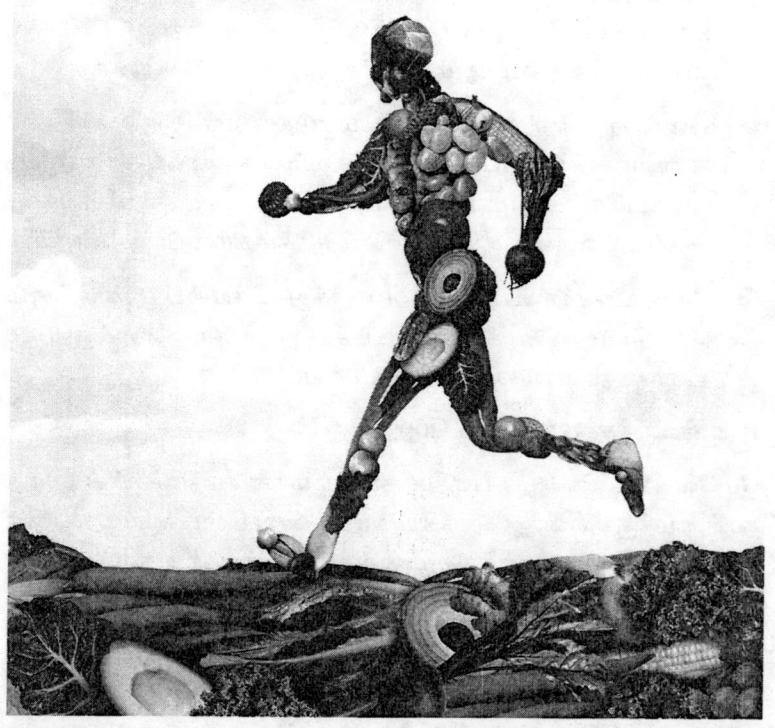

- ❖ புரோட்டீன்கள் : உங்கள் தசைகள், தோல், மற்றும் உறுப்புகள் போன்றவற்றைக் கட்டமைக்கும் மற்றும் பழுது பார்க்கும் செங்கற்கற்கள். இறைச்சி, முட்டை, பருப்பு, பால் மற்றும் பால் பொருட்கள் ஆகியவற்றில் அதிகம் காணப்படுகின்றன.

- ❖ கொழுப்புகள் : உங்கள் உடலுக்குத் தேவையான ஆற்றலை வழங்கவும், உடல் வெப்பநிலையை பராமரிக்கவும், மூளையின் செயல்பாட்டிற்கு உதவவும் உதவுகின்றன. ஆரோக்கியமான கொழுப்புகள் மீன், கொட்டைகள், விதைகள், ஆலிவ் எண்ணெய் ஆகியவற்றில் அதிகம் காணப்படுகின்றன.

- ❖ வைட்டமின்கள் மற்றும் தாதுக்கள் : சிறிய அளவுகளில் தேவைப்பட்டாலும், உங்கள் உடலின் பல்வேறு செயல்பாடு களுக்கு அவசியமான மைக்ரோ நியூட்ரியன்ட்கள். பழங்கள், காய்கறிகள், முழு தானியங்கள் ஆகியவற்றில் பல்வேறு வைட்டமின்கள் மற்றும் தாதுக்கள் காணப்படுகின்றன.

- ❖ ஃபைபர் : செரிமானத்தை மேம்படுத்தவும், இரத்த சர்க்கரை அளவைக் கட்டுப்படுத்தவும் உதவும் ஒரு வகையான கார்போ ஹைட்ரேட்டு பழங்கள், காய்கறிகள், முழு தானியங்கள், பருப்பு வகைகள் ஆகியவற்றில் அதிகம் காணப்படுகின்றன.

- ❖ நீர் : உங்கள் உடலின் அனைத்து செயல்பாடுகளுக்கும் அவசியமான முக்கிய ஊட்டச்சத்து. நாள் ஒன்றுக்கு 8-10 கிளாஸ் தண்ணீர் குடிப்பது அவசியம்.

H 2: ஊட்டச்சத்துக்களைப் பெறுதல்

மேலே சொன்ன ஆறு பகுதிகளும் சமமான சமநிலையில் இருந் தால், நமக்கு சீரான, ஆரோக்கியமான உணவு கிடைக்கும். அது ஒரு ஆரோக்கியமான வாழ்க்கை முறையைப் பின்பற்ற உதவும்.

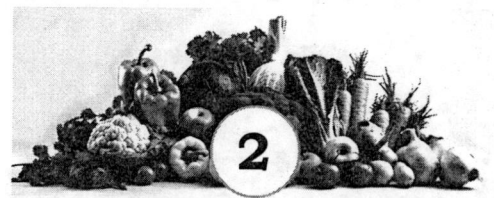

உங்கள் உணவுத் தட்டில் வானவில்லை நிரப்புதல் : பல்வேறு உணவுகள்

உங்கள் உணவுத் தட்டில் வண்ணங்கள்

உங்கள் உணவுத் தட்டில் வானவில்லை நிரப்புவது என்பது உங்கள் உடலுக்குத் தேவையான அனைத்து ஊட்டச்சத்துக் களையும் பெறுவதற்கான சிறந்த வழிகளில் ஒன்றாகும். ஒவ்வொரு வண்ணமும் வெவ்வேறு ஊட்டச்சத்துக்களைக் குறிக்கிறது, மேலும் உங்கள் உணவில் பல்வேறு வண்ணமயமான உணவுகளைச் சேர்க்கும்போது, பல்வேறு ஊட்டச்சத்துக்களின் வண்ணமயமான கலவையைப் பெறுவீர்கள்.

பழங்கள் மற்றும் காய்கறிகள் : வண்ணமயமான ஆற்றல் மையங்கள்

பழங்கள் மற்றும் காய்கறிகள் ஊட்டச்சத்துக்களின் சிறந்த ஆதாரங்கள். அவை வைட்டமின்கள், தாதுக்கள், ஃபைபர் மற்றும் ஆன்டிஆக்ஸிடன்ட்கள் நிறைந்துள்ளன, அவை உங்கள் ஆரோக் கியத்தைப் பல்வேறு வழிகளில் மேம்படுத்த உதவுகின்றன.

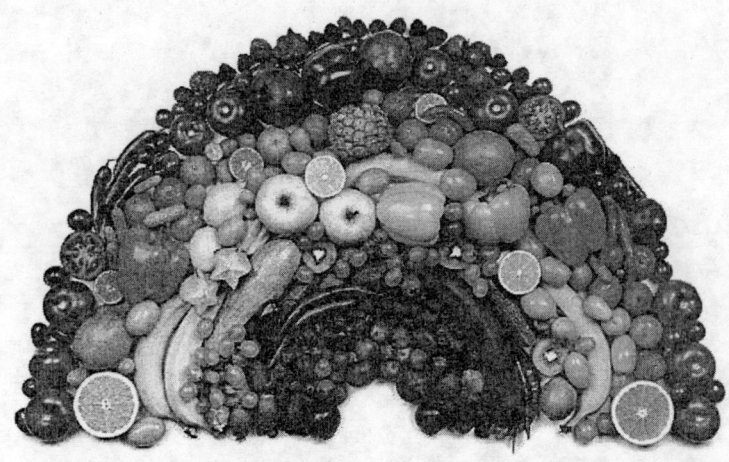

❖ சிவப்பு மற்றும் ஆரஞ்சு : தக்காளி, மிளகுத்தூள், கேரட், ஸ்ட்ராபெர்ரி போன்ற சிவப்பு மற்றும் ஆரஞ்சு நிறமுடைய பழங்கள் மற்றும் காய்கறிகள் வைட்டமின் சி மற்றும் லைகோபீன் நிறைந்துள்ளன, அவை புற்றுநோய் மற்றும் இதய நோய்களின் அபாயத்தை குறைக்க உதவுகின்றன.

❖ பச்சை : கீரை, ப்ரோக்கோலி, அஸ்பாரகஸ் போன்ற பச்சை நிறமுடைய பழங்கள் மற்றும் காய்கறிகள் ஃபோலிக் அமிலம், வைட்டமின் கே, மற்றும் லுடீன் நிறைந்துள்ளன, அவை செல் வளர்ச்சி, எலும்பு ஆரோக்கியம் மற்றும் கண் ஆரோக்கியத்திற்கு உதவுகின்றன.

❖ மஞ்சள் மற்றும் ஆரஞ்சு : மஞ்சள், சோளம், ப்ரூக்கோலி, பூசணி போன்ற மஞ்சள் மற்றும் ஆரஞ்சு நிறமுடைய பழங்கள் மற்றும் காய்கறிகள் வைட்டமின் ஏ மற்றும் பீட்டா கரோட்டீன் நிறைந்துள்ளன, அவை கண் ஆரோக்கியத்திற்கு உதவுகின்றன.

❖ நீலம் மற்றும் ஊதா : ப்ளூபெர்ரி, கத்தரிக்காய், சிவப்பு முட்டைக்கோஸ் போன்ற நீலம் மற்றும் ஊதா நிறமுடைய

பழங்கள் மற்றும் காய்கறிகள் ஆன்டிஆக்ஸிடன்ட்கள் நிறைந்துள்ளன, அவை செல்களை சேதத்திலிருந்து பாதுகாக்க உதவுகின்றன.

தினசரி உங்கள் உணவில் பல்வேறு வகையான வண்ணமயமான பழங்கள் மற்றும் காய்கறிகளைச் சேர்க்க முயற்சி செய்யுங்கள். குறைந்தபட்சம் ஐந்து பரிமாணங்கள் பரிந்துரைக்கப்படுகின்றன.

◻

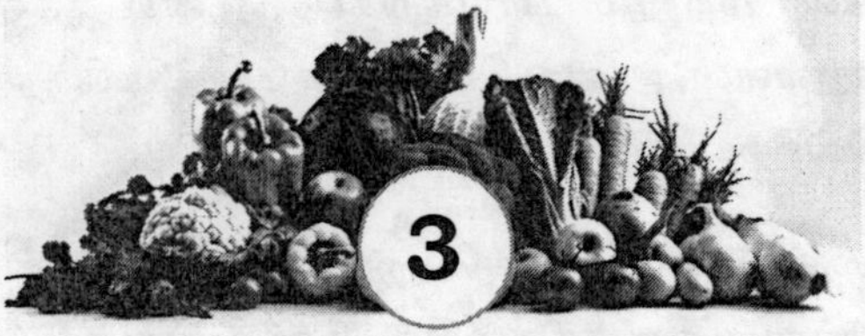

முழு தானியங்கள் : ஆற்றலின் நிலையான ஆதாரம்

முழு தானியங்களின் முக்கியத்துவம்

நீங்கள் சாப்பிடும் உணவில் முழு தானியங்கள் ஒரு அடிப்படைப் பகுதியாக இருக்க வேண்டும். ஏனெனில், அவை நீண்டுகால ஆற்றலை வழங்குவதோடு மட்டுமல்லாமல், பல்வேறு ஆரோக்கிய நன்மைகளையும் வழங்குகின்றன. முழு தானியங்கள் உங்கள் உடலுக்கு பின்வரும் வழிகளில் நன்மை செய்கின்றன:

❖ நீண்டுகால ஆற்றல் : முழு தானியங்கள் சீரான செரிமானத்திற்கு உதவி செய்து, இரத்த சர்க்கரை அளவை நிலையாக வைத்திருக்கும் சிக்கலான கார்போஹைட்ரேட்டுகளால் நிறைந்துள்ளன. இதனால் நீங்கள் நீண்ட நேரம் பசி அடையாமல் சுறுசுறுப்பாக இருக்க உதவுகிறது.

❖ நார்ச்சத்து நிறைந்துள்ளது : முழு தானியங்கள் நார்ச்சத்து நிறைந்துள்ளன, இது செரிமானத்தை மேம்படுத்தி, மலச்சிக்கலை தடுக்க உதவுகிறது. மேலும், இரத்த சர்க்கரை அளவைக் கட்டுப்படுத்தவும், கொலஸ்ட்ரால் அளவைக் குறைக்கவும் உதவுகிறது.

❖ **வைட்டமின்கள் மற்றும் தாதுக்கள்** : முழு தானியங்கள் வைட்டமின்கள் பி, மெக்னீசியம், இரும்பு மற்றும் ஃபோஸ்பரஸ் போன்ற தாதுக்களின் சிறந்த ஆதாரங்கள். இந்த ஊட்டச்சத்துக்கள் உங்கள் உடலின் பல்வேறு செயல்பாடுகளுக்கு அவசியமானவை.

❖ **ஆரோக்கியமான எடை மேலாண்மை** : முழு தானியங்கள் உங்கள் பசியைக் குறைத்து, அதிகப்படியான உணவு உட்கொள்வதைத் தடுக்க உதவுகின்றன. இதனால் ஆரோக்கியமான எடை மேலாண்மைக்கு உதவுகிறது.

❖ **நீரிழிவு அபாயத்தை குறைக்கிறது** : முழு தானியங்கள் இரத்த சர்க்கரை அளவைக் கட்டுப்படுத்த உதவுவதால், நீரிழிவு அபாயத்தை குறைக்கின்றன.

❖ **இதய ஆரோக்கியத்தை மேம்படுத்துகிறது** : முழு தானியங்கள் நார்ச்சத்து, ஆன்டிஆக்ஸிடன்ட்கள் மற்றும் மெக்னீசியம் நிறைந்துள்ளன. இவை இதய ஆரோக்கியத்தை மேம்படுத்த உதவுகின்றன.

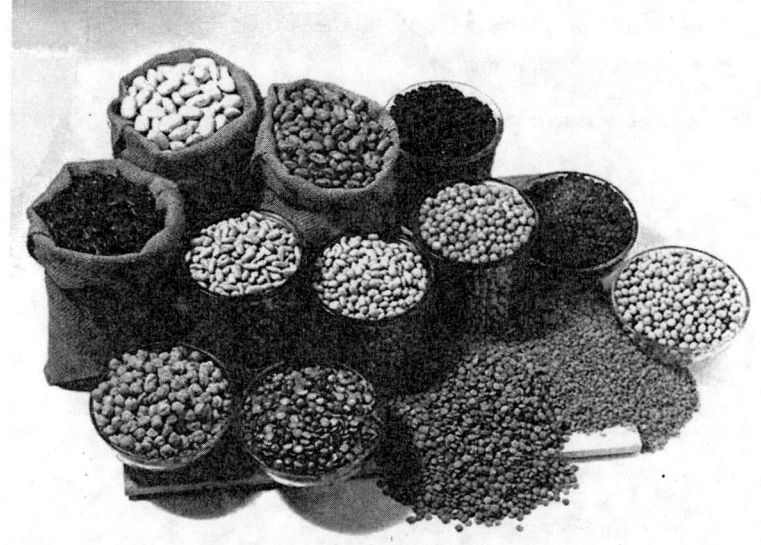

உங்கள் உணவில் முழு தானியங்களைச் சேர்ப்பது

முழு தானியங்களை உங்கள் உணவில் பல்வேறு வழிகளில் சேர்க்கலாம் :

- ❖ தினசரி உணவில் சேர்க்கவும் : காலை உணவு, மதிய உணவு, இரவு உணவு அல்லது சிற்றுண்டிகளில் முழு தானியங்களைச் சேர்க்கவும். பழுப்பு அரிசி, குயினோவா, பார்லி, ஓட்ஸ், காட்டு அரிசி ஆகியவை சில எடுத்துக்காட்டுகள்.

- ❖ முழு தானிய உணவுகளைத் தேர்வு செய்யவும்: முழு தானிய ரொட்டி, பாஸ்தா, சப்பாத்தி, தோசை ஆகியவற்றைத் தேர்வு செய்யவும்.

- ❖ முழு தானியங்களைச் சேர்க்கவும் : சூப்களில், சாலடுகளில், மற்றும் வேகவைத்த உணவுகளில் முழு தானியங்களைச் சேர்க்கவும்.

முழு தானிய உணவுகள்: சுவையான யோசனைகள்

முழு தானியங்களைச் சேர்க்கும்போது, உங்கள் உணவை சுவையற்றதாக மாற்ற வேண்டிய அவசியமில்லை. இங்கே சில சுவையான யோசனைகள் உள்ளன.

- ❖ காலை உணவு: ஓட்மீல்

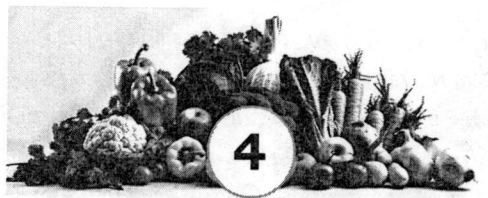

புரோட்டீன்கள் : செல்கள் மற்றும் திசுக்களின் கட்டமைப்புகள்

உங்கள் உடலுக்குப் புரோட்டீன்கள் அவசியமானவை ஏன்?

புரோட்டீன்கள் உங்கள் உடலுக்கு மிகவும் முக்கியமான ஊட்டச்சத்துக்களில் ஒன்றாகும். அவை உங்கள் உடலின் அடிப்படை செல்கள் மற்றும் திசுக்களைக் கட்டமைப்பதற்கும் பழுதுபார்ப்பதற்கும் பயன்படுத்தப்படுகின்றன. உங்கள் தசைகள், தோல், உறுப்புகள், தசைகள், ஹார்மோன்கள், நொதிமினங்கள் உள்ளிட்ட பல உடல் பாகங்களுக்கு புரோட்டீன் அவசியம். போதுமான புரோட்டீன் உட்கொள்வது பின்வரும் வழிகளில் உங்கள் ஆரோக்கியத்தை மேம்படுத்தலாம்:

- தசை வளர்ச்சி மற்றும் பராமரிப்பு : உங்கள் உடலுக்கு புரோட்டீன் தேவை தசைகளைக் கட்டமைப்பதற்கும் பழுது பார்ப்பதற்கும் அவசியம். போதுமான புரோட்டீன் உட் கொள்வது தசை வளர்ச்சிக்கு உதவுகிறது, குறிப்பாக உடற் பயிற்சியுடன் இணைக்கும்போது.

- மீண்டும் வளர்ச்சி மற்றும் செல்கள் பழுதுபார்ப்பு : உங்கள் உடல் தொடர்ந்து செல்களை உடைத்து புதிய செல்களை உருவாக்குகிறது. புரோட்டீன் இந்த செயல்முறைக்கு அவசியம். புதிய செல்களைக் கட்டமைப்பதற்கும் பழுதடைந்த செல்களை சரிசெய்வதற்கும் உதவுகிறது.
- நீண்டுகால பசி அடக்குதல் : புரோட்டீன் செரிமானத்திற்கு அதிக நேரம் எடுக்கும், இதனால் நீங்கள் நீண்ட நேரம் பசி அடையாமல் இருக்க உதவுகிறது. இதனால், அதிகப்படியான உணவு உட்கொள்வதைத் தடுக்க உதவுகிறது.
- ஆரோக்கியமான எடை மேலாண்மை : புரோட்டீன் பசியைக் கட்டுப்படுத்த உதவுவதால், ஆரோக்கியமான எடை மேலாண்மைக்கு உதவுகிறது.
- வலுவான எலும்புகள் : புரோட்டீன் எலும்புகளின் ஆரோக் கியத்திற்கு அவசியம். போதுமான புரோட்டீன் உட்கொள்வது எலும்பு அடர்த்தியை அதிகரித்து எலும்பு முறிவுகளின் அபாயத்தை குறைக்க உதவுகிறது.
- பலமான நோயெதிர்ப்பு அமைப்பு : புரோட்டீன் உங்கள் நோயெதிர்ப்பு அமைப்புக்கு தேவையான ஆன்டிபாடிகளை உருவாக்க உதவுகிறது. போதுமான புரோட்டீன் உட்கொள்வது உங்கள் உடலை நோய்களிலிருந்து பாதுகாக்க உதவுகிறது.

H2: உங்கள் உணவில் புரோட்டீன்களை எவ்வாறு பெறுவது?

பல்வேறு உணவு ஆதாரங்களிலிருந்து புரோட்டீன் பெறுவது முக்கியம். இது உங்கள் உடலுக்கு அனைத்து தேவையான அமினோ அமிலங்களை (புரோட்டீனின் கட்டடைக் கற்கள்) வழங்க உதவுகிறது. புரோட்டீன் நிறைந்த சில உணவு ஆதாரங்கள்:

- விலங்கு புரோட்டீன்கள் : இறைச்சி, கோழி, மீன், முட்டை, பால் மற்றும் பால் பொருட்கள் ஆகியவை விலங்கு புரோட்டீன் களின் சிறந்த ஆதாரங்கள்.

❖ தாவர புரோட்டீன்கள் : பருப்பு வகைகள் (பருப்பு, பயறு, அவரை, கொண்டைக்கடலை), கொட்டைகள், விதைகள், பூசணி, தானியங்கள் (குயினோவா).

புரோட்டீன்கள் என்பது உயிர்ச்சத்துக்கள் ஆகும். அவை உயிரணுக்களின் கட்டமைப்பு, செயல்பாடு மற்றும் தகவல் தொடர்பு ஆகியவற்றில் முக்கிய பங்கு வகிக்கின்றன. அவை உடலின் எல்லா செல்களிலும், திசுக்களிலும், உறுப்புகளிலும் காணப்படுகின்றன.

புரோட்டீன்கள் அமினோ அமிலங்களால் ஆனவை. அவை நைட்ரஜன், கார்பன், ஹைட்ரஜன் மற்றும் ஆக்ஸிஜன் கொண்ட சிறிய மூலக்கூறுகள். அமினோ அமிலங்கள் ஒருவருக்கொருவர் பாலிபெப்டைட் பிணைப்புகள் மூலம் இணைந்து புரோட்டீன்களை உருவாக்குகின்றன.

புரோட்டீன்களின் வகைகள் :

❖ கட்டமைப்பு புரோட்டீன்கள் : செல்கள் மற்றும் திசுக்களின் கட்டமைப்பை உருவாக்கப் பயன்படுகின்றன. இதில் கொலாஜன், எலாஸ்டின் மற்றும் கிரெட்டின் ஆகியவை அடங்கும்.

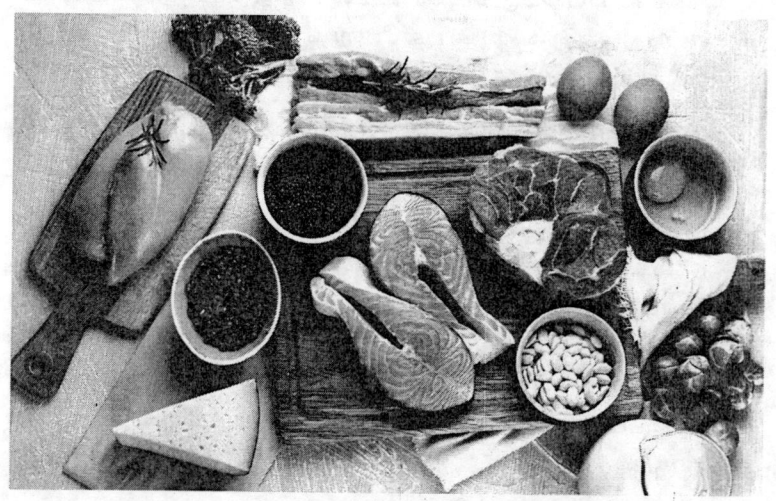

* செயல்பாட்டு புரோட்டீன்கள் : செல்களின் செயல்பாடு களைச் செயல்படுத்தப் பயன்படுகின்றன. இதில் நொதிகள், ஹார்மோன்கள் மற்றும் ஆன்டிபாடிகள் ஆகியவை அடங்கும்.

* தகவல் தொடர்பு புரோட்டீன்கள் : செல்களுக்கு இடையே தகவல்களைக் கடத்துவதற்குப் பயன்படுகின்றன. இதில் ரிசெப்டர்கள் மற்றும் கேரியர் புரோட்டீன்கள் ஆகியவை அடங்கும்.

புரோட்டீன்களின் முக்கிய செயல்பாடுகள் :

* செல் கட்டமைப்பு : புரோட்டீன்கள் செல்கள் மற்றும் திசுக் களின் கட்டமைப்பை உருவாக்க உதவுகின்றன. கொலாஜன் என்பது மிகவும் பொதுவான கட்டமைப்பு புரோட்டீன் ஆகும். இது தசைகள், எலும்புகள் மற்றும் தோலை உருவாக்கப் பயன்படுகிறது.

* செயல்பாடு : புரோட்டீன்கள் செல்களின் செயல்பாடுகளைச் செயல்படுத்துகின்றன. நொதிகள் என்பது உயிரினங்களில் வேதி யியல் எதிர்வினைகளைத் தொடங்க, ஊக்குவிக்க அல்லது தடுக்கப் பயன்படும் புரோட்டீன்கள் ஆகும். ஹார்மோன்கள் என்பது உயிரினத்தின் பல்வேறு செயல்பாடுகளைக் கட்டுப் படுத்தும் ரசாயன தூண்டுதல்கள் ஆகும்.

   ஆன்டிபாடிகள் என்பது நோய்க்கிருமிகளைத் தாக்க அல்லது அழிக்க உதவும் புரோட்டீன்கள் ஆகும்.

* தகவல் தொடர்பு : புரோட்டீன்கள் செல்களுக்கு இடையே தகவல்களைக் கடத்துவதற்குப் பயன்படுகின்றன. ரிசெப்டர்கள் என்பது செல்களின் மேற்பரப்பில் உள்ள புரோட்டீன்கள் ஆகும், அவை தகவல்களை உள் செல்களுக்கு அனுப்ப உதவு கின்றன. கேரியர் புரோட்டீன்கள் என்பது செல்களுக்குள் பொருட்களைச் சுமந்து செல்லப் பயன்படும் புரோட்டீன்கள் ஆகும்.

புரோட்டீன்கள் மனித உடலுக்கு மிகவும் முக்கியமானவை. அவை உடலின் அனைத்து செயல்பாடுகளிலும் பங்கேற்கின்றன. புரதச்சத்து குறைபாடு பல உடல்நலப் பிரச்சனைகளுக்கு வழிவகுக்கும்.

புரதச்சத்து நிறைந்த உணவுகள் :

- இறைச்சி
- மீன்
- முட்டை
- பால்
- பால் பொருட்கள்
- பருப்பு வகைகள்
- காய்கறிகள்
- பழங்கள்

புரதச்சத்து நிறைந்த உணவுகளை தினமும் உட்கொள்வது உடல்நலத்திற்கு மிகவும் முக்கியம்.

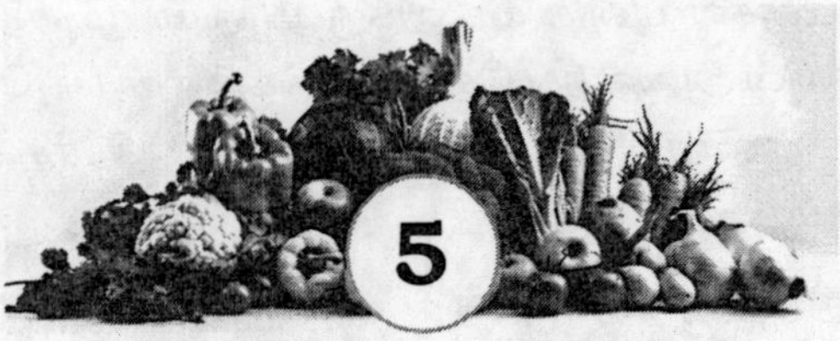

5

ஆரோக்கியமான கொழுப்புகள் : நண்பர்களா? எதிரிகளா?

கொழுப்புகள் பெரும்பாலும் தவறாகப் புரிந்து கொள்ளப்படு கின்றன. உண்மையில், அவை உங்கள் உடலுக்கு அவசியமான ஊட்டச்சத்துக்களில் ஒன்றாகும். ஆனால், அனைத்து கொழுப்பு களும் சமமாக உருவாக்கப்படவில்லை! ஆரோக்கியமான கொழுப்புகள் உங்கள் ஆரோக்கியத்திற்கு பல நன்மைகளை வழங்கு கின்றன. அதேசமயம் மற்ற வகையான கொழுப்புகள் உங்கள் ஆரோக்கியத்திற்கு தீங்கு விளைவிக்கலாம்.

ஆரோக்கியமான கொழுப்புகளின் நன்மைகள்

ஆரோக்கியமான கொழுப்புகள் பின்வரும் வழிகளில் உங்கள் ஆரோக்கியத்தை மேம்படுத்த உதவுகின்றன:

❖ ஆற்றல் ஆதாரம் : கொழுப்புகள் செறிவூட்டப்பட்ட ஆற்றல் ஆதாரமாக செயல்படுகின்றன. ஒவ்வொரு கிராம் கொழுப்பி லிருந்தும் உங்கள் உடல் 9 கலோரிகளைப் பெறுகிறது, இது கார்போஹைட்ரேட்டுகளிலிருந்து கிடைக்கும் 4 கலோரிகளை விட அதிகமாகும். உடற்பயிற்சியின் போது ஆற்றலை

வழங்கவும், நீண்டுகால பசியைக் கட்டுப்படுத்தவும் கொழுப்புகள் உதவுகின்றன.

❖ செல்கள் சுவர்கள் : உங்கள் உடலின் ஒவ்வொரு செல்லும் ஒரு மென்பரேன் எனப்படும் பாதுகாப்பு சுவரால் சூழப்பட்டுள்ளது. ஆரோக்கியமான கொழுப்புகள் இந்த மென்பரேனில் முக்கிய அங்கமாக உள்ளன, செல்கள் சரியாகச் செயல்பட உதவுகின்றன.

❖ வைட்டமின் உறிஞ்சுதல்: வைட்டமின்கள் A, D, E, மற்றும் K கொழுப்பில் கரையக்கூடியவை, அதாவது அவற்றை உறிஞ்சுவதற்கு உங்கள் உடலுக்கு கொழுப்பு தேவை. ஆரோக்கியமான கொழுப்புகளை உட்கொள்வது இந்த முக்கிய வைட்டமின்களை உங்கள் உடல் உறிஞ்சுவதற்கு உதவுகிறது.

❖ மூளை ஆரோக்கியம் : ஆரோக்கியமான கொழுப்புகள் மூளை ஆரோக்கியத்திற்கு அவசியம். அவை மூளை செல்கள் வளர்ச்சி மற்றும் செயல்பாட்டிற்கு உதவுகின்றன. ஆரோக்கியமான கொழுப்புகளை உட்கொள்வது ஞாபகத்திற்கு, கவனத்திற்கு, மற்றும் கற்றலுக்கும் உதவுகிறது.

❖ இதய ஆரோக்கியம் : குறிப்பிட்ட வகையான ஆரோக்கியமான கொழுப்புகள் (ஒற்றை திருப்தி அடங்கிய கொழுப்புகள்) மற்றும் உணவு நார்ச்சத்து ஆகியவற்றை அதிகமாக உட்கொள்வது இரத்த ஓட்டத்தை மேம்படுத்தி, இதய நோய்களின் அபாயத்தை குறைக்கலாம்.

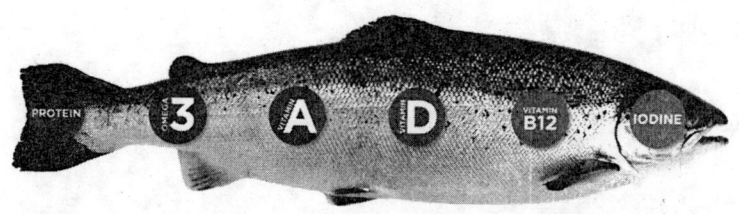

ஆரோக்கியமான கொழுப்புகளின் ஆதாரங்கள்

பின்வரும் உணவு ஆதாரங்களிலிருந்து நீங்கள் ஆரோக்கியமான கொழுப்புகளைப் பெறலாம் :

❖ மீன் : கொழுப்பான மீன்கள் *(சால்மன், ட்யூனா, மத்தாய்)* ஒமேகா 3 கொழுப்பி அமிலங்கள் நிறைந்துள்ளன. அவை இதய ஆரோக்கியத்திற்கு மிகவும் நன்மை பயக்கும்.

❖ அவகாடோ : அவகாடோ ஒற்றை திருப்தி அடங்கிய கொழுப்புகளின் சிறந்த ஆதாரமாகும். இது இதய ஆரோக்கியத்திற்கு நன்மை பயக்கும்.

❑

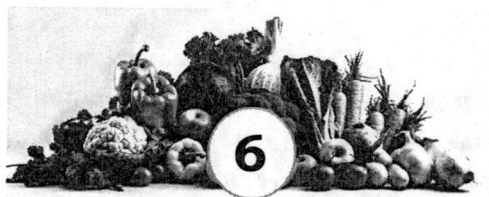

6

ஃபைபர் : செரிமானத்தின் சக்தி வாய்ந்த நண்பர்

உங்கள் உடலுக்குத் தேவையான முக்கிய ஊட்டச்சத்துக்களில் ஒன்று ஃபைபர். ஆனால், அது துண்டு துண்டாக, சீரணமடையாத உணவுப்பொருள் அல்ல! உண்மையில், ஃபைபர் உங்கள் செரிமான அமைப்பின் மிகச் சிறந்த நண்பர்களில் ஒன்றாகும். உங்கள் ஆரோக்கியத்தை பல்வேறு வழிகளில் மேம்படுத்த உதவுகிறது.

ஃபைபர் என்றால் என்ன?

ஃபைபர் ஒரு வகையான கார்போஹைட்ரேட் ஆகும், ஆனால் உங்கள் உடலால் சீரணம் செய்ய முடியாது. இது பழங்கள், காய்கறிகள், முழு தானியங்கள், பருப்பு வகைகள் மற்றும் விதைகளில் அதிகம் காணப்படுகிறது. ஃபைபர் இரண்டு முக்கிய வகைகளாகப் பிரிக்கப்படுகிறது.

❖ **கரையக்கூடிய ஃபைபர் :** தண்ணீரில் கரையும் ஃபைபர் ஒரு ஜெல்லியைப் போன்ற நிலைத்தன்மையை உருவாக்குகிறது. இது உணவு செரிமானத்தை மெதுவாக்குகிறது மற்றும் இரத்த சர்க்கரை அளவை கட்டுப்படுத்த உதவுகிறது.

❖ கரையாத ஃபைபர் : தண்ணீரில் கரையாத ஃபைபர் உங்கள் செரிமான அமைப்பத்தின் வழியாக உணவை நகர்த்த உதவுகிறது, மலச்சிக்கலைத் தடுக்கிறது மற்றும் எலும்புகளின் ஆரோக்கியத்தை மேம்படுத்துகிறது.

H2: ஃபைபரின் நன்மைகள்

ஃபைபர் பின்வரும் வழிகளில் உங்கள் ஆரோக்கியத்தை மேம்படுத்த உதவுகிறது:

❖ செரிமான ஆரோக்கியம் : ஃபைபர் உங்கள் செரிமான அமைப்பத்தின் வழியாக உணவை நகர்த்த உதவுகிறது, மலச்சிக்கலைத் தடுக்கிறது மற்றும் செரிமான கோளாறுகளின் அபாயத்தை குறைக்கிறது.

❖ இரத்த சர்க்கரை கட்டுப்பாடு : கரையக்கூடிய ஃபைபர் உங்கள் உடல் உணவை உறிஞ்சும் வேகத்தை மெதுவாக்குகிறது, இரத்த சர்க்கரை அளவை நிலையாக வைத்திருக்க உதவுகிறது. இது நீரிழிவு அபாயத்தை குறைக்கலாம்.

❖ கொலஸ்ட்ரால் குறைப்பு : ஃபைபர் உங்கள் உடல் கொழுப்பை உறிஞ்சுவதை தடுக்க உதவுகிறது. இதனால் இரத்த

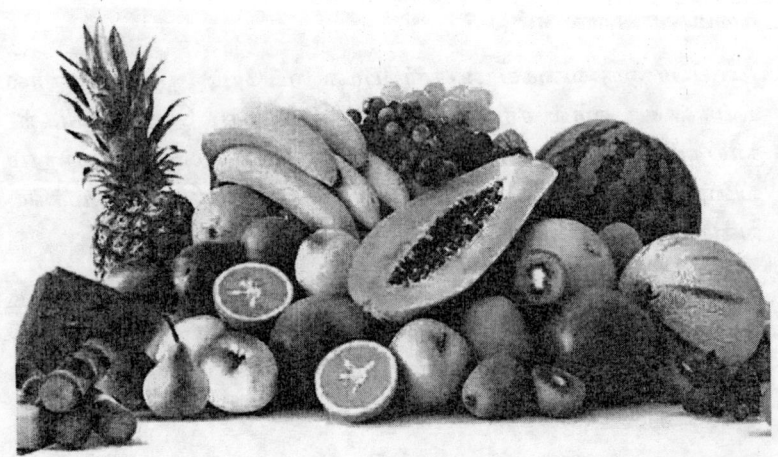

கொலஸ்ட்ரால் அளவைக் குறைக்கிறது. இது இதய நோய்களின் அபாயத்தை குறைக்கலாம்.

❖ ஆரோக்கியமான எடை மேலாண்மை : ஃபைபர் நீங்கள் நீண்ட நேரம் பசி அடையாமல் இருக்க உதவுகிறது, அதிகப்படியான உணவு உட்கொள்வதைத் தடுக்கிறது. இது ஆரோக்கியமான எடை மேலாண்மைக்கு உதவுகிறது.

❖ கேன்சர் தடுப்பு : ஆய்வுகள் சில வகையான புற்றுநோய்களின் அபாயத்தை குறைக்க ஃபைபர் உதவுகிறது என்று கண்டறிந்துள்ளன.

உங்கள் உணவில் ஃபைபர் சேர்ப்பது :

தினசரி குறைந்தபட்சம் 25 - 35 கிராம் ஃபைபர் உட்கொள்வது பரிந்துரைக்கப்படுகிறது. உங்கள் உணவில் பல்வேறு ஃபைபர் நிறைந்த உணவுகளைச் சேர்த்து இதை அடையலாம்.

❖ பழங்கள் : பழங்கள் நல்ல ஃபைபர் ஆதாரங்கள்.

❑

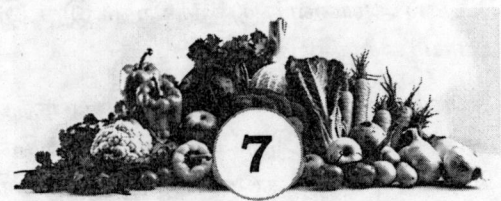

வைட்டமின்கள் மற்றும் தாதுக்கள் : மைக்ரோ நியூட்ரியன்ட்களின் முக்கியத்துவம்

நீங்கள் சாப்பிடும் உணவில் உள்ள ஆற்றல் மையங்கள் மட்டுமல்ல ஊட்டச்சத்துக்கள். சிறிய அளவுகளில் தேவைப்பட்டாலும், வைட்டமின்கள் மற்றும் தாதுக்கள் உங்கள் உடலின் பல்வேறு செயல்பாடுகளுக்கு அவசியமான மைக்ரோ நியூட்ரியன்ட்கள். அவை உங்கள் உடலை ஆரோக்கியமாகவும் சுறுசுறுப்பாகவும் வைத்திருக்க உதவுகின்றன.

வைட்டமின்கள் மற்றும் தாதுக்கள் என்றால் என்ன?

வைட்டமின்கள் மற்றும் தாதுக்கள் உங்கள் உடலால் தயாரிக்க முடியாத ஊட்டச்சத்துக்கள். அவை உணவில் இருந்து பெறப்பட வேண்டும். வைட்டமின்கள் பல்வேறு வகைகள் உள்ளன. அவை ஒவ்வொன்றும் வெவ்வேறு செயல்பாடுகளில் இருந்து உங்கள் உடலுக்கு பங்களிக்கின்றன. சில முக்கிய வைட்டமின்கள் :

- ❖ வைட்டமின் A : கண் ஆரோக்கியம், செல் வளர்ச்சி மற்றும் நோயெதிர்ப்பு அமைப்பு ஆகியவற்றுக்கு அவசியம்.

❖ வைட்டமின் B : ஆற்றல் உற்பத்தி, செல் வளர்ச்சி மற்றும் நரம்பு செயல்பாடு ஆகியவற்றுக்கு அவசியம்.

❖ வைட்டமின் C : ஆன்டிஆக்ஸிடன்ட் பாதுகாப்பு, காயம் குணப்படுத்துதல் மற்றும் இரும்பு உறிஞ்சுதலுக்கு அவசியம்.

❖ வைட்டமின் D : எலும்புகளின் ஆரோக்கியம், தசை செயல்பாடு மற்றும் நோயெதிர்ப்பு அமைப்பு ஆகியவற்றுக்கு அவசியம்.

❖ வைட்டமின் E : ஆன்டிஆக்ஸிடன்ட் பாதுகாப்பு மற்றும் செல் சவ்வுகளின் ஆரோக்கியத்திற்கு அவசியம்.

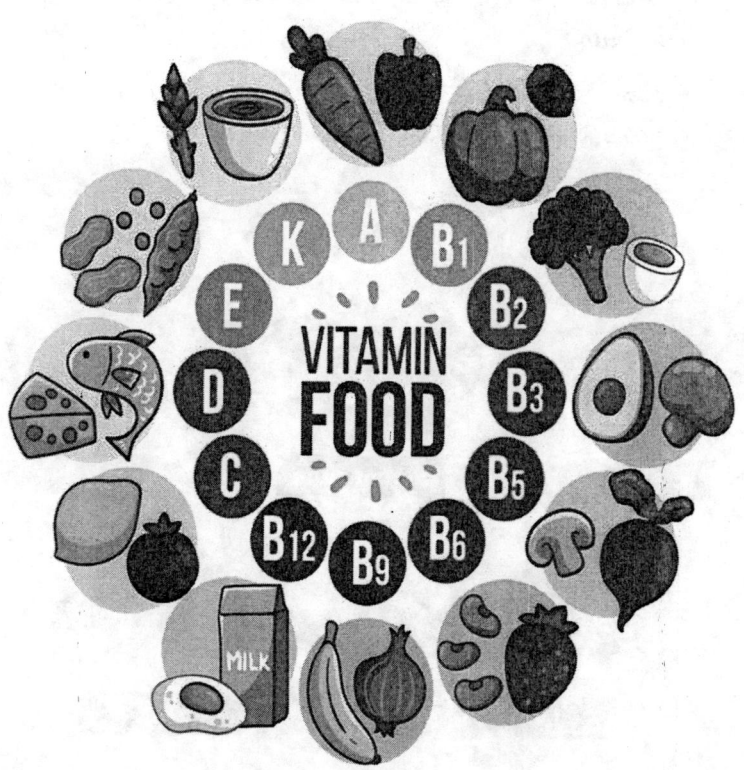

தாதுக்கள் உங்கள் உடலின் பல்வேறு செயல்பாடுகளுக்கு முக்கியமான கனிம பொருட்கள். சில முக்கிய தாதுக்கள் :

- ❖ கால்சியம் : எலும்புகளின் ஆரோக்கியம், தசை செயல்பாடு மற்றும் நரம்பு செயல்பாடு ஆகியவற்றுக்கு அவசியம்.

- ❖ இரும்பு : ஆக்ஸிஜன் ஆற்றல் உற்பத்தி மற்றும் தைராய்டு ஹார்மோன் செயல்பாடு ஆகியவற்றுக்கு அவசியம்.

- ❖ மெக்னீசியம் : தசை செயல்பாடு, நரம்பு செயல்பாடு மற்றும் இரத்த சர்க்கரை கட்டுப்பாடு ஆகியவற்றுக்கு அவசியம்.

- ❖ பொட்டாசியம் : இரத்த அழுத்தத்தைக் கட்டுப்படுத்துதல், தசை செயல்பாடு மற்றும் நரம்பு செயல்பாடு ஆகியவற்றுக்கு அவசியம்.

- ❖ சிங்க் : செல் வளர்ச்சி, நோயெதிர்ப்பு அமைப்பு மற்றும் காயம் குணப்படுத்துதல் ஆகியவற்றுக்கு அவசியம்.

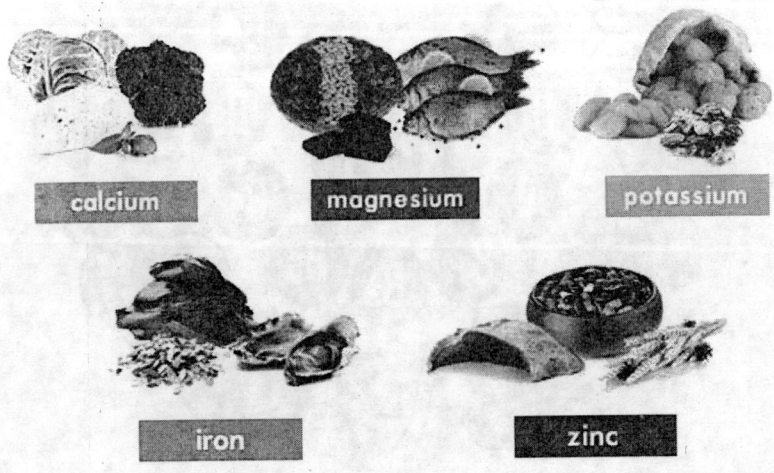

வைட்டமின்கள் மற்றும் தாதுக்களின் நன்மைகள்

வைட்டமின்கள் மற்றும் தாதுக்கள் பல்வேறு ஆரோக்கிய நன்மைகளை வழங்குகின்றன. அவை :

❖ நோய்களைத் தடுப்பது : பல வைட்டமின்கள் மற்றும் தாதுக்கள் ஆன்டிஆக்ஸிடன்ட்கள் என்று அழைக்கப்படும் இரசாயனங்கள், அவை செல் சேதத்தைத் தடுத்து புற்றுநோய், இதய நோய் மற்றும் பிற நாள்பட்ட நோய்களின் அபாயத்தை குறைக்கின்றன.

❖ ஆரோக்கியமான வளர்ச்சி மற்றும் வளர்ச்சி : குழந்தைகள் மற்றும் இளைஞர்களுக்கு வைட்டமின்கள் மற்றும் தாதுக்கள் உடல் வளர்ச்சி

◻

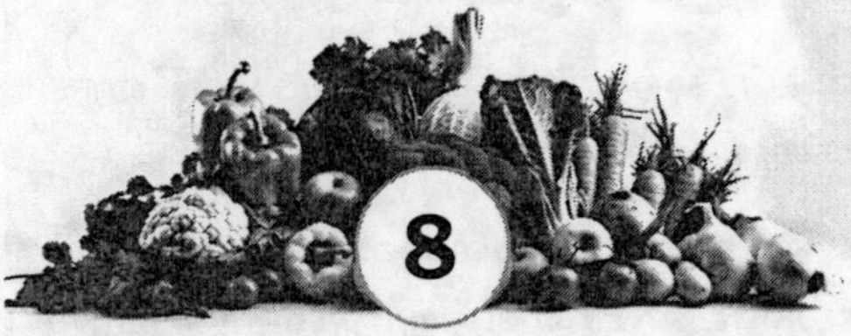

உங்கள் உணவுத் திட்டத்தை உருவாக்குதல் : ஆரோக்கியமான ஹேபிட்களைக் கட்டமைத்தல்

இதுவரை, ஆரோக்கியமான சாப்பிடுவதற்கான அடிப்படைக் கருத்துக்களைப் பற்றி கலந்து பேசி உள்ளோம். இப்போது, அறிவைச் செயல்களாக மாற்றும் நேரம் இது! உங்கள் தனிப்பட்ட தேவைகளுக்கு ஏற்ப ஒரு ஆரோக்கியமான உணவுத் திட்டத்தை உருவாக்குவது எப்படி என்பதைப் பற்றி இந்த அதிகாரம் விவாசிக்கும்.

உங்கள் தேவைகளை மதிப்பிடுங்கள்

உங்கள் உணவுத் திட்டத்தை உருவாக்குவதற்கு முன், உங்கள் தனிப்பட்ட தேவைகளைப் பற்றி சிந்திப்பது அவசியம். இந்த விஷயங்கள் உங்கள் திட்டத்தை வடிவமைக்க உதவும்:

- ❖ உங்கள் ஆரோக்கிய நிலை: உங்களுக்கு ஏதேனும் உடல்நலப் பிரச்சினைகள் இருந்தால், உங்கள் உணவுத் திட்டத்தை உருவாக்குவதற்கு உங்கள் மருத்துவர் அல்லது ஊட்டச்சத்து நிபுணரிடம் ஆலோசனை செய்வது முக்கியம்.

- உங்கள் செயல்பாட்டு நிலை : உங்கள் செயல்பாட்டு நிலை அதிகமாக இருந்தால், அதிக ஆற்றல் தேவைப்படுவதால் உங்கள் உணவுத் திட்டத்தில் அதிக கலோரிகள் தேவைப் படலாம்.

- உங்கள் உணவு விருப்பங்கள் மற்றும் வெறுப்புகள் : உங்கள் உணவுத் திட்டத்தை நீங்கள் அனுபவிக்கும் உணவுகளுடன் உருவாக்குங்கள், இல்லையெனில் அதை நீங்கள் பின்பற்ற வாய்ப்பில்லை.

- உங்கள் பட்ஜெட் : ஆரோக்கியமான உணவு விலை அதிகமாக இருக்க வேண்டியதில்லை! பட்ஜெட்டில் இருக்கும்போது ஆரோக்கியமான விருப்பங்களை எவ்வாறு கண்டுபிடிப்பது என்பதை அடுத்த அத்தியாயத்தில் விவாதிப்போம்.

வழிகாட்டும் கோட்பாடுகளைப் பின்பற்றுங்கள்

உங்கள் உணவுத் திட்டத்தை உருவாக்கும்போது, பின்வரும் வழிகாட்டும் கோட்பாடுகளைப் பின்பற்றுவது உதவிகரமாக இருக்கும்.

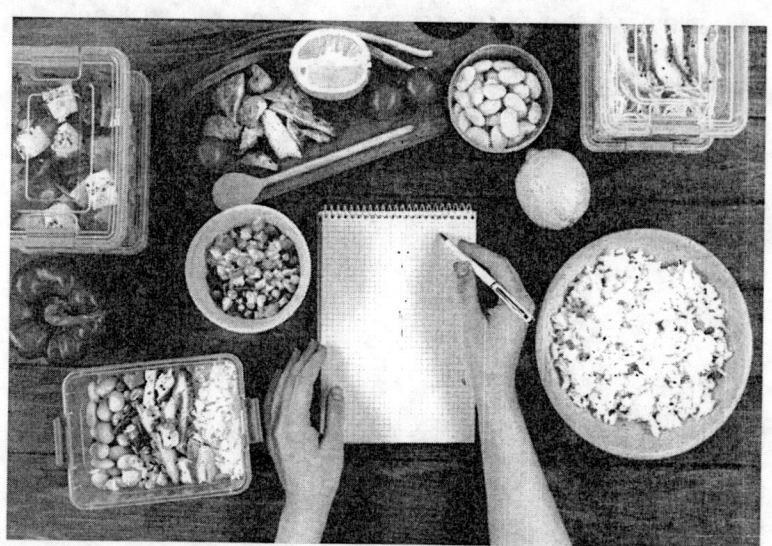

- ❖ பல்வேறு உணவுகளைச் சேர்க்கவும் : உங்கள் உணவுப் பரிமாணத் தட்டில் வானவில்லை நிரப்புங்கள்! பல்வேறு வண்ணமயமான பழங்கள், காய்கறிகள், முழு தானியங்கள், புரோட்டீன்கள் மற்றும் ஆரோக்கியமான கொழுப்புகள் ஆகியவற்றைச் சேர்க்கவும்.

- ❖ முழு உணவுகளைத் தேர்வு செய்யவும் : பதப்படுத்தப்பட்ட உணவுகளை விட முழு உணவுகளைத் தேர்வு செய்யவும். முழு உணவுகள் ஊட்டச்சத்துக்கள் அதிகமாகவும் சேர்க்கப்பட்ட சர்க்கரை மற்றும் செயற்கை பொருட்கள் குறைவாகவும் உள்ளன.

- ❖ சீரான உணவு உட்கொள்வதை நோக்கமாகக் கொள்ளுங்கள் : தினசரி மூன்று சீரான உணவு மற்றும் இரண்டு சிற்றுண்டிகளை உட்கொள்வதை நோக்கமாகக் கொள்ளுங்கள். இது உங்கள் இரத்த சர்க்கரை அளவை நிலையாக வைத்திருக்க உதவும் மற்றும் அதிகப்படியான உணவு உட்கொள்வதைத் தடுக்கும்.

- ❖ பரிமாணங்களைக் கவனியுங்கள் : உங்கள் உணவுப் பரிமாண அளவுகளை உங்கள் தேவைகளுக்கு ஏற்ப சரி செய்யவும்.

- ❖ குடிநீர் குடிக்கவும் : தண்ணீராக இருப்பது முக்கியம். தினசரி 8 - 10 கிளாஸ் தண்ணீர் குடிக்க முயற்சி செய்யுங்கள்.

◻

9

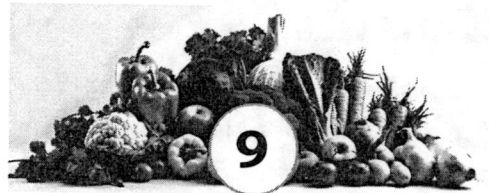

ஸ்மார்ட் ஷாப்பிங் : பட்ஜெட்டில் ஆரோக்கியமாக சாப்பிடுங்கள்

நாம் அனைவரும் ஆரோக்கியமான உணவை விரும்புகிறோம், ஆனால் பட்ஜெட்டில் இருப்பது சவாலாக இருக்கும். ஆரோக்கிய மான உணவு விலை அதிகமாக இருக்க வேண்டியதில்லை! புத்திசாலித்தனமாக ஷாப்பிங் செய்வதன் மூலம், பணத்தை மிச்சப் படுத்தும்போது ஆரோக்கியமான விருப்பங்களை எவ்வாறு கண்டு பிடிப்பது என்பதை நீங்கள் கற்றுக் கொள்ளலாம்.

திட்டமிடுங்கள்!

ஆரோக்கியமாகவும் மலிவாகவும் சாப்பிடுவதற்கான முதல்படி திட்டமிடுவது. ஒவ்வொரு வாரமும் உங்கள் உணவுகளைத் திட்ட மிடுங்கள், ஒரு ஷாப்பிங் பட்டியலை உருவாக்குங்கள், உங்கள் ஷாப்பிங் பயணத்திற்கு ஒட்டிக் கொள்ளுங்கள். இது தூண்டுதல் வாங்குதல்களைக் குறைக்கவும் உங்களுக்குத் தேவையானதை மட்டும் வாங்கவும் உதவும்.

சீசன் உற்பத்தியை வாங்கவும்

பருவகால உற்பத்தி பொதுவாக மிகவும் மலிவானது மற்றும் சுவையானது. உங்கள் உள்ளூர் விவசாயிகள் சந்தையைப் பார்வை யிடுங்கள் அல்லது பருவகால உற்பத்தியை வழங்கும் மளிகை கடைகளைக் கண்டறிந்து சிறந்த ஒப்பந்தங்களைப் பெறுங்கள்.

மொத்தமாக வாங்கவும் (கவனமாக!)

சில பொருட்களை மொத்தமாக வாங்குவது பணத்தை மிச்சப்படுத்த லாம். ஆனால் நீங்கள் காலாவதியாகும் வரை அவற்றைப் பயன்படுத்த முடியாது என்பதை உறுதிப்படுத்திக் கொள்ளுங்கள். பழங்கள் மற்றும் காய்கறிகள் போன்ற கெட்டுப் போகும் பொருட் களை மொத்தமாக வாங்குவதைத் தவிர்க்கவும்.

டிபார்ட்மெண்ட் ஸ்டோர்களில் ஷாப்பிங் செய்யுங்கள்

பல மளிகை கடைகள் தினசரி குறைந்தபட்சம் சில பொருட்களில் சிறப்புச் சலுகைகளைக் கொண்டிருக்கின்றன. அவற்றைப் பயன் படுத்திக் கொள்ளுங்கள்!

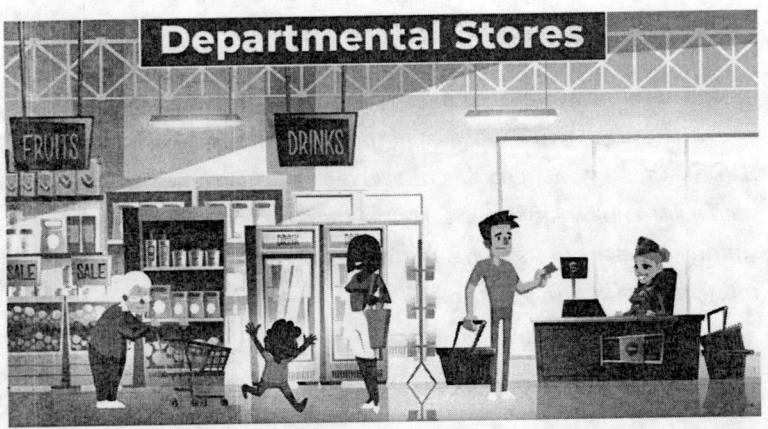

உங்கள் அலமாரியை சுத்தம் செய்யுங்கள்

உங்கள் அலமாரியில் ஏற்கனவே உள்ள உணவைப் பயன் படுத்துங்கள்! உங்கள் அலமாரியை சுத்தம் செய்து, காலாவதியாகும் அபாயத்தில் உள்ள உணவை முதலில் சாப்பிட திட்டமிடுங்கள்.

தற்போதைய விற்பனை மற்றும் கூப்பன்களைப் பயன்படுத்தவும்

பல மளிகை கடைகள் வாராந்திர விற்பனை விளம்பரங்களை வழங்குகின்றன. உங்கள் செலவுகளைக் குறைக்க கூப்பன்கள் மற்றும் தள்ளுபாடிகளைப் பயன்படுத்தவும்.

உங்கள் உணவை தயாரிக்கவும்

சாப்பாட்டு இடங்களில் சாப்பிடுவது விலை அதிகமாக இருக்கும். உங்கள் உணவை வீட்டில் தயாரிப்பது பணத்தை மிச்சப்படுத்த ஒரு சிறந்த வழியாகும். ஆரோக்கியமான மற்றும் மலிவான உணவு யோசனைகளைக் கண்டுபிடிக்க சமையல் வலைப்பதிவுகள் மற்றும் புத்தகங்களைக் காணலாம்.

ஓர்கானிக் பொருட்கள் பற்றி சிந்தியுங்கள்

ஓர்கானிக் பொருட்கள் என்பது இயற்கையான முறையில் பயிரிடப் பட்ட அல்லது உற்பத்தி செய்யப்பட்ட பொருட்கள் ஆகும். இதில் செயற்கை பூச்சிக்கொல்லிகள், களைக்கொல்லிகள், ரசாயன உரங்கள் அல்லது பிற செயற்கை பொருட்கள் பயன்படுத்தப்படுவ தில்லை. ஓர்கானிக் பொருட்கள் பொதுவாக ஆரோக்கியமானதாகக் கருதப்படுகின்றன. ஏனெனில் அவை அதிக ஊட்டச்சத்து மற்றும் குறைந்த நச்சுத்தன்மையைக் கொண்டுள்ளன. மேலும், ஓர்கானிக் விவசாயம் சுற்றுச்சூழலுக்கு தீங்கு விளைவிக்காது.

ஓர்கானிக் பொருட்கள் பின்வரும் நன்மைகளை வழங்கக்கூடும் :

❖ அதிக ஊட்டச்சத்து உள்ளடக்கம் : ஓர்கானிக் பழங்கள், காய்கறிகள் மற்றும் பால் பொருட்கள் அதிக ஊட்டச்சத்து உள்ளடக்கத்தைக் கொண்டுள்ளன. எடுத்துக்காட்டாக, ஒரு ஆய்வில், ஓர்கானிக் தக்காளிகளில் பாரம்பரிய தக்காளிகளை

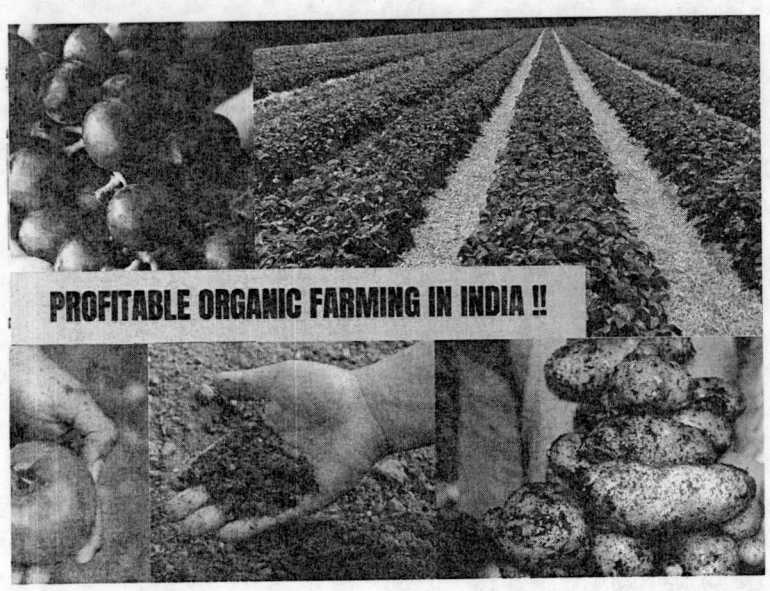

விட இரு மடங்கு அதிக வைட்டமின் சி இருப்பது கண்டறியப்பட்டது.

* குறைந்த நச்சுத்தன்மை : ஓர்கானிக் பொருட்களில் செயற்கை பூச்சிக்கொல்லிகள், களைக்கொல்லிகள் அல்லது ரசாயன உரங்கள் இல்லை. இந்த பொருட்கள் சில உடல்நலப் பிரச்சனைகளுக்கு வழிவகுக்கும் என்று சில ஆய்வுகள் தெரிவிக்கின்றன.

* சுற்றுச்சூழலுக்கு தீங்கு விளைவிக்காதது : ஓர்கானிக் விவசாயம் சுற்றுச்சூழலுக்கு தீங்கு விளைவிக்காது. இது மண்ணின் ஆரோக்கியத்தை மேம்படுத்துகிறது மற்றும் நீர் மாசுபாட்டை குறைக்கிறது.

ஓர்கானிக் பொருட்கள் வாங்குவதற்கான சில வழிகள் பின்வருமாறு:

* ஓர்கானிக் முத்திரை கொண்ட பொருட்களைத் தேடுங்கள். அமெரிக்காவில், ஓர்கானிக் பொருட்களில் USDA ஓர்கானிக் முத்திரை இருக்க வேண்டும்.

❖ உள்ளூர் விவசாய சந்தைகளைத் தேடுங்கள். உள்ளூர் விவசாயிகள் பெரும்பாலும் ஓர்கானிக் பொருட்களை விற்கிறார்கள்.

❖ உங்கள் சொந்த ஓர்கானிக் தோட்டத்தைத் தொடங்குங்கள். உங்கள் சொந்த தோட்டத்தைத் தொடங்குவது உங்களுக்கு ஓர்கானிக் பொருட்களை வழங்க ஒரு சிறந்த வழியாகும்.

ஓர்கானிக் பொருட்கள் ஆரோக்கியமான மற்றும் சுற்றுச் சூழலுக்கு தீங்கு விளைவிக்காத ஒரு நல்ல தேர்வாகும். அவற்றை வாங்குவதற் கான பல வழிகள் உள்ளன. எனவே அவற்றை உங்கள் உணவில் சேர்க்க எளிதானது.

◻

ஆரோக்கியமான சாப்பிடுதலை மகிழ்விக்க மாற்றுதல் : உங்கள் வாழ்க்கை முறையில் எளிதான மாற்றங்கள்

ஆரோக்கியமான சாப்பிடுவது ஒரு கடமை அல்ல, அது ஒரு மகிழ்ச்சியான பயணமாக இருக்க முடியும்! உங்கள் வாழ்க்கை முறையில் சில எளிய மாற்றங்கள் மூலம், ஆரோக்கியமான உணவை ஒரு மகிழ்ச்சியான அனுபவமாக மாற்றலாம்.

சிறிய மாற்றங்கள், பெரிய விளைவுகள்

உங்கள் வாழ்க்கை முறையில் சில சிறிய மாற்றங்கள் பெரிய விளைவுகளை ஏற்படுத்தலாம். இங்கே சில எளிதான யோசனைகள் :

- ❖ பழங்கள் மற்றும் காய்கறிகளை சேர்க்கவும் : ஒவ்வொரு உணவிலும் ஒரு பகுதி பழங்கள் மற்றும் காய்கறிகளைச் சேர்க்கவும். உங்கள் மதிய உணவில் சாலட் சேர்க்கவும், உங்கள் இரவு உணவில் வறுக்கப்பட்ட காய்கறிகளை சேர்க்கவும்.
- ❖ தண்ணீரை உங்கள் நண்பராக ஆக்குங்கள் : சர்க்கரை பானங் களைத் தவிர்த்து, அதற்கு பதிலாக தண்ணீர் குடிக்கவும். சுவை யூட்டாத தண்ணீர் சுவையற்றதாக இருந்தால், அதில் ஒரு துண்டு எலுமிச்சை அல்லது தூய பழச்சாறு சேர்க்கவும்.

❖ **சிற்றுண்டிகளை புத்திசாலித்தனமாகத் தேர்வு செய்யவும்** : பசியுடன் இருக்கும்போது தூண்டுதல் வாங்குதல்களைத் தடுக்க சிற்றுண்டிகளை கையில் வைத்திருங்கள். பழங்கள், கொட்டைகள், விதைகள் அல்லது காய்கறி குச்சிகள் போன்ற ஆரோக்கியமான விருப்பங்களைத் தேர்வு செய்யவும்.

❖ **சமையலை ஒரு அனுபவமாக்குங்கள்** : சமையலை வேலை யாக அல்ல, வேடிக்கையாகக் கருதுங்கள். புதிய செய்வுகளை முயற்சி செய்யுங்கள், உங்கள் நண்பர்கள் மற்றும் குடும்பத் தினருடன் சமைக்கவும் சாப்பிடவும் நேரத்தை ஒதுக்குங்கள்.

❖ **மனசோகமாக சாப்பிடுங்கள்** : கவனச்சிதறல்கள் இல்லாமல், உங்கள் உணவை மெதுவாகவும் சுவையுடனும் சாப்பிடுங்கள். இது உங்கள் உடலுக்கு பசியின் சமிக்ஞைகளைச் செயலாக்க நேரத்தை கொடுத்து, அதிக உணவு உட்கொள்வதைத் தடுக்க லாம்.

❖ **உடற்பயினை இணைக்கவும்** : ஆரோக்கியமான உணவு எப்போதும் உடற்பயிற்சியுடன் இணைக்கப்பட வேண்டும்.

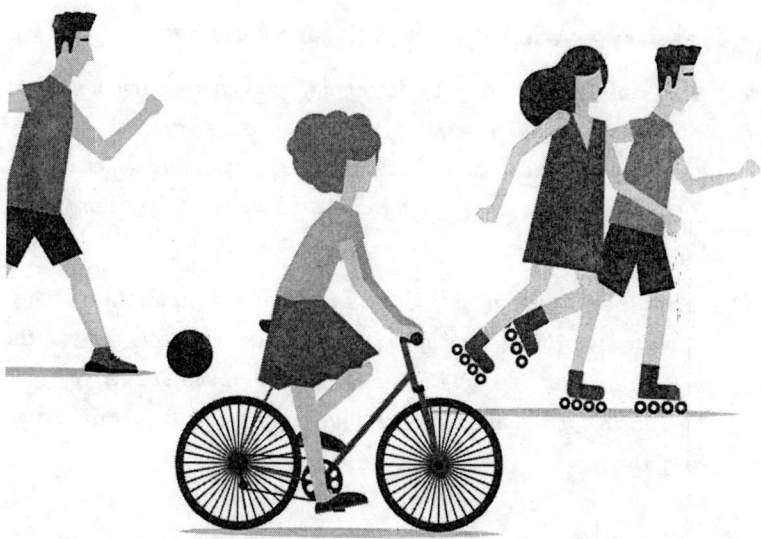

உங்கள் நாளில் 30 நிமிடங்களாவது உடற்பயிற்சி செய்ய முயற்சி செய்யுங்கள். நடந்து செல்வது, சைக்கிள் ஓட்டுவது அல்லது நீச்சல் அடிப்பது போன்ற எளிமையான செயல்கள் கூட உங்கள் ஆரோக்கியத்தை மேம்படுத்த உதவும்.

❖ முன்னேற்றத்தைக் கொண்டாடுங்கள் : ஆரோக்கியமான சாப்பிடுதலில் நீங்கள் எந்த முன்னேற்றத்தையும் குறிப்பிட்டாலும் அதைக் கொண்டாடுங்கள்! இது உங்கள் உந்துதலை அதிகரித்து, உங்கள் பயணத்தை தொடர்ந்து வைத்திருக்க உதவும்.

ஆரோக்கியமான சாப்பிடுதல் உங்கள் வாழ்க்கையை மேம்படுத்துகிறது.

ஆரோக்கியமான சாப்பிடுவது உங்கள் உடலுக்கு மட்டுமல்ல, உங்கள் மனநிலை மற்றும் ஆன்மாவிற்கும் நன்மை பயக்கும்.

நிச்சயமாக! முந்தைய அத்தியாயத்தைத் தொடர்ந்து, ஆரோக்கியமான சாப்பிடுவது உங்கள் வாழ்க்கையை எவ்வாறு மேம்படுத்துகிறது என்பதை மேலும் ஆழமாக அலசுவோம்.

ஆரோக்கியமான சாப்பிடுதலின் கூடுதல் நன்மைகள்

❖ நோய் எதிர்ப்பு அமைப்பு மேம்பாடு : ஆரோக்கியமான உணவு ஆன்டிஆக்ஸிடன்ட்கள் மற்றும் ஊட்டச்சத்துக்கள் நிறைந்துள்ளது. அவை உங்கள் நோயெதிர்ப்பு அமைப்புக்கு பலத்தை அளித்து, உங்களை தொற்றுநோய்களிலிருந்து பாதுகாக்கின்றன.

❖ மனநிலை மேம்பாடு : ஆரோக்கியமான உணவு உட்கொள்வது மூளை செயல்பாடு மற்றும் மனநிலையை மேம்படுத்தலாம். சில ஆய்வுகள், ஆரோக்கியமான உணவு மனச்சோர்வு மற்றும் பதட்டம் ஆகியவற்றின் அபாயத்தை குறைக்கலாம் என்று கூறுகின்றன.

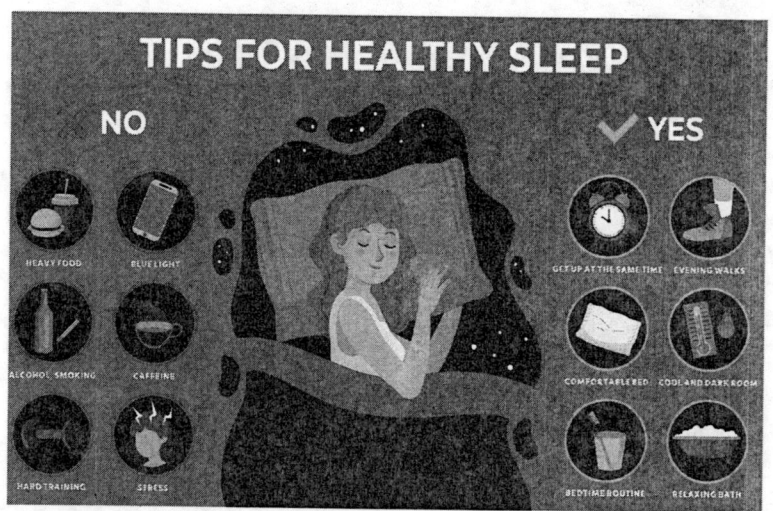

❖ தூக்கத்தின் தரம் மேம்பாடு : உங்கள் உணவுத் தேர்வுகள் உங்கள் தூக்கத்தின் தரத்தை பாதிக்கலாம். கெட்டியாக சாப்பிடுவது தூக்கத்தில் விழிப்பு, தூக்கமின்மை மற்றும் பிற தூக்கக் கோளாறு களுக்கு வழிவகுக்கும். மறுபுறம், சீரான மற்றும் ஆரோக்கியமான உணவு முறை ஆழ்ந்த மற்றும் ஓய்வு தரும் தூக்கத்தை ஊக்குவிக்கும்.

❖ தோற்றத்தின் மேம்பாடு : ஆரோக்கியமான உணவு உட் கொள்வது உங்கள் சருபிரகாசம், முடிகளின் ஆரோக்கியம் மற்றும் மொத்த தோற்றத்தை மேம்படுத்தலாம்.

❖ சுற்றுச்சூழல் மீதான குறைந்த தாக்கம் : பதப்படுத்தப்பட்ட உணவுகள் மற்றும் இறைச்சிகளை விட, முழு உணவுகள் மற்றும் தாவர அடிப்படையிலான உணவுகள் பொதுவாக சுற்றுச்சூழலுக்கு குறைவான தீங்கு விளைவிக்கும். எனவே, ஆரோக்கியமான சாப்பிடுவது உங்கள் உடலுக்கு நல்லது மட்டுமல்ல, பூமிக்கும் நல்லது.

உங்கள் பயணத்தைத் தொடங்குங்கள்!

ஆரோக்கியமான சாப்பிடுதல் உங்கள் வாழ்க்கை முறையில் ஒரு சிறிய மாற்றத்தை ஏற்படுத்தி, எண்ணற்ற நன்மைகளை அனுபவிக்க தயாராகுங்கள்! தினசரி குறைந்தபட்சம் ஒரு ஆரோக்கியமான உணவை உட்கொள்வதில் தொடங்குங்கள், மெதுவாக உங்கள் உணவுப் பழக்கவழக்கங்களை மாற்றியமைக்கவும். உங்கள் தனிப்பட்ட தேவைகளை இணைத்துக் கொள்ளும் ஒரு திட்டத்தை உருவாக்கவும், உங்கள் முன்னேற்றத்தை கொண்டாடுங்கள்!

ஆரோக்கியமான சாப்பிடுவது ஒரு பயணம், இது இறுதி வரும் இலக்கு அல்ல என்பதை நினைவில் கொள்ளுங்கள். சில தவறுகள் நிகழலாம், ஆனால் முக்கியமானது மீண்டும் உங்கள் பாதையில் செல்வது. உங்கள் தனித்துவமான ஆரோக்கியமான சாப்பிட்டுதல் யாத்திரையை இன்று தொடங்குங்கள்!

நீங்கள் எந்தக் கேள்விகள் அல்லது உதவி தேவைப்பட்டாலும், மீண்டும் கேளுங்கள். உங்கள் ஆரோக்கியமான சாப்பிடுதல் பயணத்தில் உங்களுக்கு உதவி செய்ய நான் மகிழ்ச்சியடைவேன்!

◻

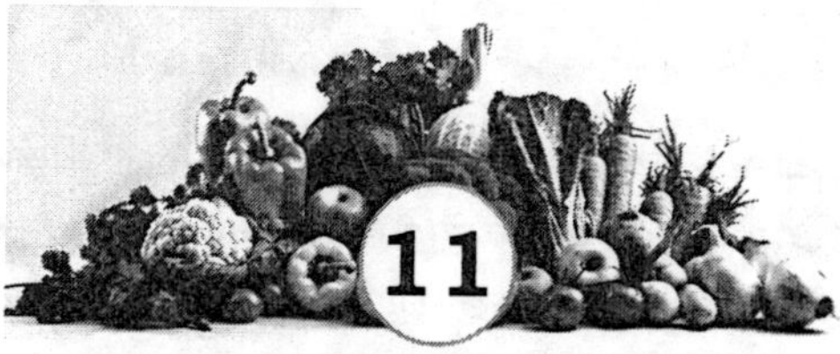

நீடித்த நிலைத்தன்மை : வாழ்க்கை முழுவதும் ஆரோக்கியமான உணவு

ஆரோக்கியமான சாப்பிடுதல் என்பது ஒரு வாழ்நாள் பயணம். நீங்கள் ஒரு சிறிய மாற்றத்துடன் தொடங்கலாம், பின்னர் உங்கள் தேவைகள் மற்றும் இலக்குகளுக்கு ஏற்ப உங்கள் உணவுத் தேர்வுகளை மெதுவாக மாற்றியமைக்கலாம்.

இந்த அத்தியாயத்தில், வாழ்நாள் முழுவதும் ஆரோக்கியமான உணவைப் பின்பற்றுவதற்கான சில உதவிக்குறிப்புகளைப் பார்ப்போம்.

உங்கள் இலக்குகளை அமைக்கவும்

உங்கள் ஆரோக்கியமான சாப்பிடுதல் பயணத்தைத் தொடங்கு வதற்கு முன், உங்கள் இலக்குகளை அமைக்கவும். நீங்கள் எதை அடைய விரும்புகிறீர்கள்? உங்கள் எடையை குறைக்க விரும்பு கிறீர்களா? உங்கள் ஆரோக்கியத்தை மேம்படுத்த விரும்புகிறீர்களா? ஒரு முறை உங்கள் இலக்குகளை அறிந்தவுடன், அவை உங்கள் உணவுத் தேர்வுகளை வழிநடத்தும்.

உங்கள் உணவுத் தேர்வுகளை கண்காணிக்கவும்

உங்கள் உணவுத் தேர்வுகளை கண்காணிப்பது உங்கள் இலக்குகளை அடைய உதவும். உங்கள் உணவைப் பற்றிய குறிப்புகளை எடுத்து, உங்கள் உணவில் எந்த மாற்றங்களைச் செய்ய வேண்டும் என்பதை அறிய உதவுங்கள்.

சிறிய மாற்றங்களைச் செய்யத் தொடங்குங்கள்

உங்கள் உணவுத் தேர்வுகளை ஒருபோதும் ஒருபோதும் மாற்ற வேண்டாம். சிறிய மாற்றங்களைச் செய்யத் தொடங்குங்கள், பின்னர் உங்கள் தேவைகள் மற்றும் இலக்குகளுக்கு ஏற்ப அவற்றை படிப்படியாக அதிகரிக்கவும்.

உங்கள் உணவில் பல்வேறு வகையான உணவுகளைச் சேர்க்கவும்

பல்வேறு வகையான உணவுகளை உட்கொள்வது உங்களுக்கு தேவையான அனைத்து ஊட்டச்சத்துக்களையும் வழங்க உதவும். ஒவ்வொரு உணவிலும் பல்வேறு வண்ணமயமான பழங்கள், காய்கறிகள், முழு தானியங்கள், புரதங்கள் மற்றும் ஆரோக்கியமான கொழுப்புகளைச் சேர்க்கவும்.

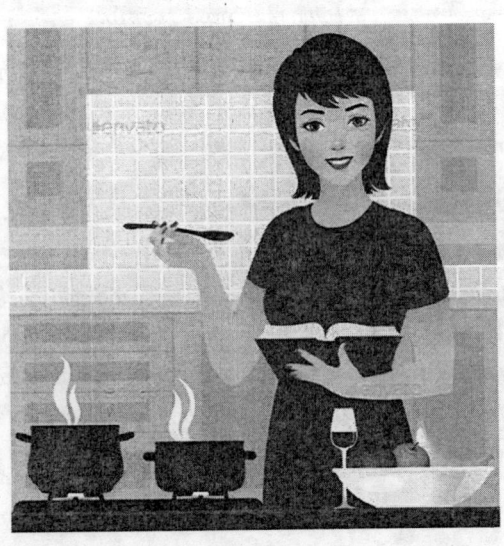

உங்கள் உணவை வீட்டில் தயாரிக்கவும்

உங்கள் உணவை வீட்டில் தயாரிப்பது உங்கள் உணவில் என்ன இருக்கிறது என்பதை அறிய உதவும். மேலும், இது பொதுவாக வெளியில் சாப்பிடுவதை விட குறைந்த செலவாகும்.

உங்கள் உணவுத் தேர்வுகளைப் பற்றி திறந்த மனதுடன் இருங்கள்

உங்கள் உணவுத் தேர்வுகளைப் பற்றி திறந்த மனதுடன் இருப்பது முக்கியம். புதிய உணவுகளை முயற்சி செய்யுங்கள், உங்கள் தேவைகள் மற்றும் இலக்குகளுக்கு ஏற்ப உங்கள் உணவை எப்போதும் மாற்றியமைக்க தயாராக இருங்கள்.

உங்கள் முன்னேற்றத்தை கொண்டாடுங்கள்

உங்கள் ஆரோக்கியமான சாப்பிடுதல் பயணத்தில் நீங்கள் எந்த முன்னேற்றத்தையும் கொண்டாடுங்கள்! இது உங்கள் உந்துதலை அதிகரிக்க உதவும்.

வாழ்நாள் முழுவதும் ஆரோக்கியமான உணவைப் பின்பற்றுவது ஒரு சவாலானது. ஆனால் அது சாத்தியம். உங்கள் இலக்குகளை அமைத்து, உங்கள் உணவுத் தேர்வுகளை கண்காணித்து, சிறிய மாற்றங்களைச் செய்து, உங்கள் உணவில் பல்வேறு வகையான உணவுகளைச் சேர்த்து, உங்கள் உணவை வீட்டில் தயாரித்து, உங்கள் உணவுத் தேர்வுகளைப் பற்றி திறந்த மனதுடன் இருங்கள். உங்கள் ஆரோக்கியமான சாப்பிடுதல் பயணத்தில் வெற்றி பெறலாம்.

◻

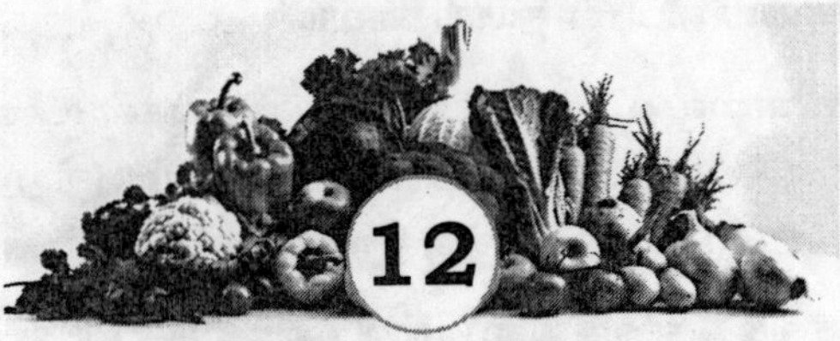

சுவையான மற்றும் ஆரோக்கியமான செய்வுகளைக் கண்டறிதல்

ஆரோக்கியமான சாப்பிடுதல் என்பது ஒரு வாழ்க்கை முழுவதும் நீடிக்கும் பயணம். உங்கள் இலக்குகளை அடைய உதவும் சுவையான மற்றும் ஆரோக்கியமான உணவுகளைக் கண்டறிவது முக்கியம்.

இந்த அத்தியாயத்தில், உங்கள் முழு குடும்பமும் அனுபவிக்கும் சுவையான மற்றும் ஆரோக்கியமான உணவுகளுக்கான செய்வுகளை வழங்குவோம். விரைவான காலை உணவு ஸ்மூத்தி பவுல்களி லிருந்து சுவையான காய்கறி - கறி வரை பல்வேறு விருப்பங்களை ஆராய்வோம்.

காலை உணவு : ஸ்மூத்தி பவுல்

ஸ்மூத்தி பவுல்கள் என்பது ஒரு ருசியான மற்றும் ஆரோக்கிய மான காலை உணவு விருப்பமாகும். அவை பழங்கள், காய்கறிகள், முழு தானியங்கள் மற்றும் ஆரோக்கியமான கொழுப்புகளைக் கொண்டிருக்கின்றன.

தேவையான பொருட்கள்:

- 1 கப் பழங்கள் (பழுப்பு வாழைப்பழம், பேரிக்காய், ஆப்பிள் போன்றவை)
- 1/2 கப் காய்கறிகள் (கீரை, கேரட், பீட்ரூட் போன்றவை)
- 1/2 கப் முழு தானியங்கள் (ஓட்ஸ், பார்லி, கிரேட்ஸ் போன்றவை)
- 1 தேக்கரண்டி ஆரோக்கியமான கொழுப்பு (கொட்டைகள், விதைகள், ஆலிவ் எண்ணெய் போன்றவை)
- தேவையான அளவு தண்ணீர் அல்லது பால்

செய்முறை :

1. அனைத்து பொருட்களையும் ஒரு ஜூஸர் அல்லது மிக்ஸி யில் சேர்த்து நன்றாக அரைத்து கொள்ளவும்.

2. ஒரு பவுலில் ஊற்றி, உங்கள் விருப்பமான பழங்கள், காய்கறிகள் அல்லது கொட்டைகள் மற்றும் விதைகள் ஆகியவற்றால் அலங்கரிக்கவும்.

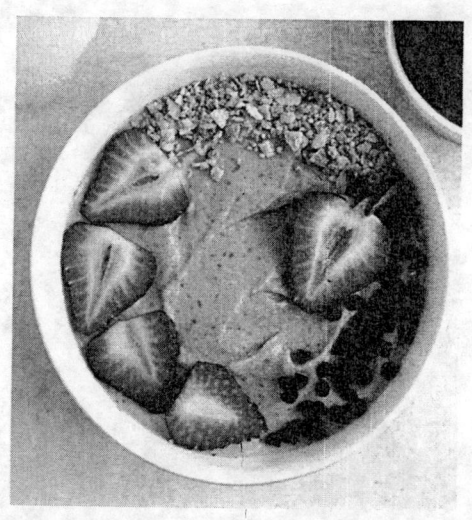

ஓட்ஸ் பானம்

ஓட்ஸ் பானம் என்பது மற்றொரு ருசியான மற்றும் ஆரோக்கியமான காலை உணவு விருப்பமாகும். அவை நார்ச்சத்து நிறைந்தவை மற்றும் உங்கள் உடலுக்கு ஆற்றலை வழங்குகின்றன.

தேவையான பொருட்கள் :

- ❖ 1/2 கப் ஓட்ஸ்
- ❖ 1 கப் தண்ணீர் அல்லது பால்
- ❖ 1 தேக்கரண்டி தேன் அல்லது மற்ற இனிப்பு
- ❖ தேவையான அளவு உப்பு

செய்முறை :

1. ஓட்ஸை ஒரு பாத்திரத்தில் போட்டு, நீர் அல்லது பால் சேர்த்து கொதிக்க வைக்கவும்.

2. கொதித்ததும், அடுப்பை குறைந்த தீயில் வைத்து, 5 10 நிமிடங்கள் அல்லது ஓட்ஸ் மென்மையாகும் வரை வேக வைக்கவும்.

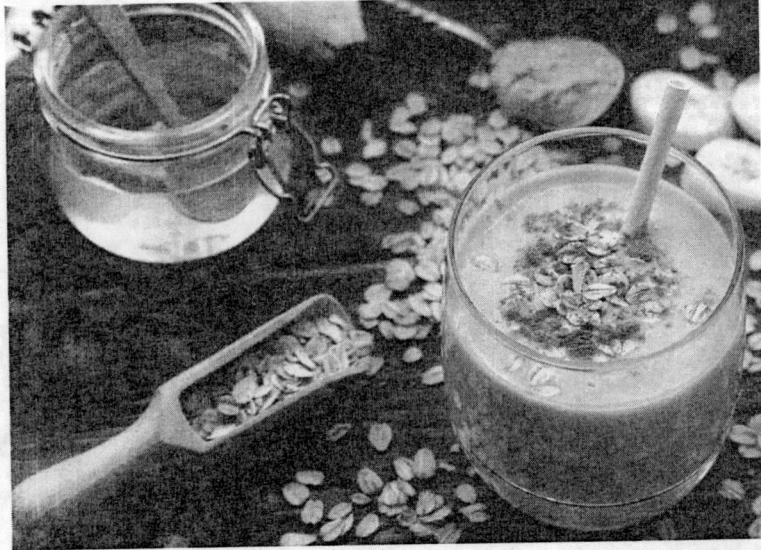

3. தேன் அல்லது மற்ற இனிப்பை சேர்த்து, உப்பு சேர்த்து சுவைக்கவும்.

மதிய உணவு – சுவையான காய்கறி சாலட் :

சுவையான காய்கறி சாலட் செய்வது எப்படி?

சுவையான காய்கறி சாலட் செய்வது மிகவும் எளிதானது. நீங்கள் தேவையான பொருட்களையும், சில எளிய வழிமுறைகளையும் பின்பற்றினால், உங்கள் வீட்டில் சுவையான மற்றும் ஆரோக்கியமான காய்கறி சாலட்டை தயாரிக்கலாம்.

தேவையான பொருட்கள் :

- ❖ 1 கப் பச்சை கீரை
- ❖ 1 கப் கேரட்
- ❖ 1/2 கப் பீட்ரூட்
- ❖ 1/2 கப் வெள்ளரி
- ❖ 1/2 கப் தக்காளி
- ❖ 1/4 கப் எலுமிச்சை சாறு
- ❖ 1/4 கப் ஆலிவ் எண்ணெய்
- ❖ 1/4 தேக்கரண்டி உப்பு
- ❖ 1/4 தேக்கரண்டி மிளகு

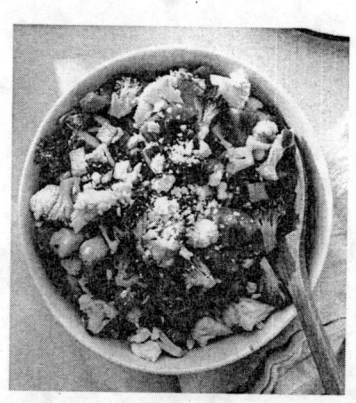

வழிமுறைகள் :

1. கீரை, கேரட், பீட்ரூட், வெள்ளரி மற்றும் தக்காளியை நன்கு கழுவி, சிறிய துண்டுகளாக வெட்டிக் கொள்ளவும்.

2. ஒரு பெரிய கிண்ணத்தில் காய்கறிகளை சேர்த்து, எலுமிச்சைச் சாறு, ஆலிவ் எண்ணெய், உப்பு மற்றும் மிளகு சேர்த்து நன்றாக கலக்கவும்.

3. சுவைக்கு ஏற்ப உப்பு மற்றும் மிளகு சேர்க்கலாம்.

4. உடனடியாக பரிமாறலாம்.

தொழில்நுட்ப குறிப்புகள் :

❖ காய்கறிகளை வெட்டும்போது, அவை மிகவும் மென்மையாக இல்லாமல் பார்த்துக் கொள்ளுங்கள்.

❖ நீங்கள் விரும்பினால், சாலட்டில் சிறிது பச்சை மிளகாய் அல்லது வேறு ஏதேனும் உங்கள் விருப்பமான காய்கறிகளை சேர்க்கலாம்.

❖ சாலட்டை முன்கூட்டியே தயாரிக்க விரும்பினால், அதை குளிர்சாதன பெட்டியில் 1 2 நாட்கள் சேமிக்கலாம்.

பட்ஜெட்டில் ஆரோக்கியமாக சமைத்தல்

ஆரோக்கியமான சாப்பிடுதல் என்பது ஒரு வாழ்க்கை முழுவதும் நீடிக்கும் பயணம். ஆனால், பட்ஜெட்டில் இருப்பவர்கள் அதை ஒரு சவாலாகக் கருதலாம். ஆரோக்கியமான உணவு விலை அதிகமாக இருக்க வேண்டியதில்லை என்பதை நினைவில் கொள்வது முக்கியம். சில எளிய உதவிக்குறிப்புகளைப் பின்பற்றினால், நீங்கள் பட்ஜெட்டில் ஆரோக்கியமாக சாப்பிட லாம்.

சேமிப்பு உத்திகள்

❖ உங்கள் உணவு செலவுகளை கண்காணிக்கவும். உங்கள் உணவு செலவுகளை கண்காணிப்பதன் மூலம், எங்கு அதிக செலவு செய்கிறீர்கள் என்பதை நீங்கள் அறிந்து கொள்ளலாம்.

❖ ஒரு உணவுத் திட்டத்தை உருவாக்கவும். ஒரு உணவுத் திட்டத்தை உருவாக்குவதன் மூலம், நீங்கள் முன்கூட்டியே என்ன சமைக்கப் போகிறீர்கள் என்பதை அறிந்து கொள்ளலாம். இது பதட்டத்தை குறைக்கவும், தேவையற்ற செலவுகளைத் தடுக்கவும் உதவும்.

❖ குறைந்த விலை பொருட்களைத் தேர்வு செய்யவும். பட்ஜெட்டில் இருப்பவர்கள், குறைந்த விலை பொருட்களைத் தேர்வு செய்ய வேண்டும். பருவகால காய்கறிகள் மற்றும் பழங்கள் பொதுவாக குறைந்த விலையாக இருக்கும்.

❖ வீட்டில் உணவு தயாரிக்கவும். வெளியில் சாப்பிடுவதை விட வீட்டில் உணவு தயாரிப்பது பொதுவாக குறைந்த விலையாக இருக்கும்.

குறைந்த விலை பொருட்கள் :

❖ பழங்கள் மற்றும் காய்கறிகள் : பருவகால பழங்கள் மற்றும் காய்கறிகள் பொதுவாக குறைந்த விலையாக இருக்கும். உதாரணமாக, மார்ச் மாதத்தில் கேரட், வெங்காயம், பீன்ஸ் போன்றவை குறைந்த விலையாக இருக்கும்.

❖ முழு தானியங்கள் : முழு தானியங்கள் ஆரோக்கிய மானவை மற்றும் குறைந்த விலையாக இருக்கும். உதாரணமாக, ஓட்ஸ், பார்லி, பழுப்பு அரிசி போன்றவை குறைந்த விலையாக இருக்கும்.

❖ பருப்பு வகைகள் : பருப்பு வகைகள் புரதச்சத்து மற்றும் நார்ச் சத்து நிறைந்தவை மற்றும் குறைந்த விலையாக இருக்கும். உதாரணமாக, பட்டாணி, பயறு, கொண்டைக்கடலை போன்றவை குறைந்த விலையாக இருக்கும்.

❖ பால் பொருட்கள் : பால் பொருட்கள் புரதச்சத்து மற்றும் கால்சியம் நிறைந்தவை. உதாரணமாக, தயிர், பால், மோர் போன்றவை குறைந்த விலையாக இருக்கும்.

❖ முட்டைகள் : முட்டைகள் புரதச்சத்து நிறைந்தவை மற்றும் குறைந்த விலையாக இருக்கும்.

வீட்டில் உணவு தயாரித்தல் :

வீட்டில் உணவு தயாரிப்பது பட்ஜெட்டில் ஆரோக்கியமாக சாப்பிடுவதற்கான சிறந்த வழியாகும். வெளியில் சாப்பிடுவதை

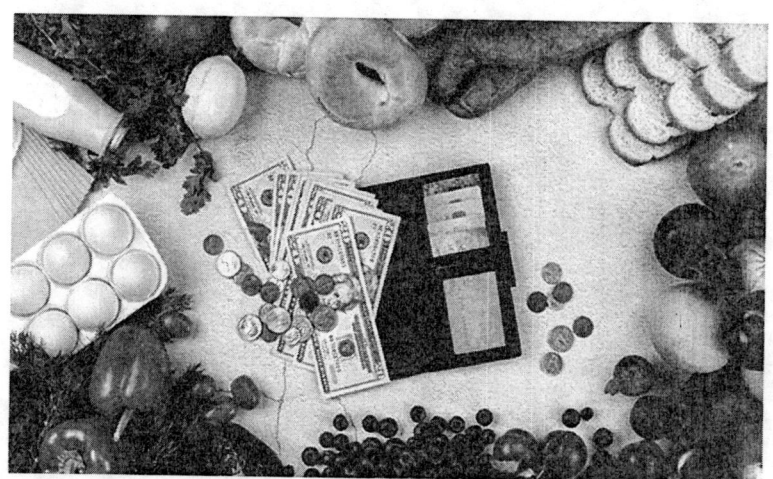

விட வீட்டில் உணவு தயாரிப்பது பொதுவாக குறைந்த விலையாக இருக்கும். மேலும், நீங்கள் என்ன சேர்க்கிறீர்கள் என்பதை நீங்கள் அறிவீர்கள், இது உங்கள் ஆரோக்கியத்தை மேம்படுத்த உதவும்.

சில எளிய யோசனைகள்

❖ ஒரு பெரிய பீன்ஸ் மற்றும் காய்கறி கறி சமைக்கவும். இந்த கறி பல நாட்களுக்கு நீடிக்கும் மற்றும் மீண்டும் மீண்டும் சாப்பிடலாம்.

❖ ஓட்ஸ் அல்லது பார்லி போன்ற முழு தானியங்களை அடிப்படையாகக் கொண்ட காலை உணவுகளை தயாரிக்கவும்.

❖ பருப்பு வகைகள் அல்லது முட்டைகளை அடிப்படை யாகக் கொண்ட மதிய உணவுகளைத் தயாரிக்கவும்.

❖ பழங்கள் மற்றும் காய்கறிகளை நிறைய சேர்த்து இரவு உணவு களைத் தயாரிக்கவும்.

இந்த உதவிக் குறிப்புகளைப் பின்பற்றினால், நீங்கள் பட்ஜெட்டில் ஆரோக்கியமாக சாப்பிடலாம்.

❒

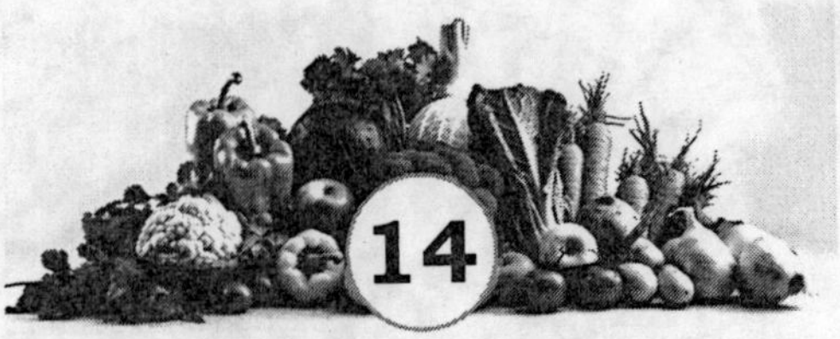

நேரமின்மை இருந்தாலும் ஆரோக்கியமாக சாப்பிடுதல்

நேரமின்மை என்பது பலரின் வாழ்க்கையில் ஒரு பொதுவான பிரச்சனை. பிஸியான வாழ்க்கை முறையுடன் ஆரோக்கியமான சாப்பிடுவது சவாலானது. ஆனால், சில எளிய உதவிக் குறிப்புகளைப் பின்பற்றினால், நேரமின்மை இருந்தாலும் ஆரோக்கியமாக சாப்பிடலாம்.

விரைவான மற்றும் எளிமையான செய்வுகள்

நேரமின்மை இருந்தாலும் ஆரோக்கியமாக சாப்பிட, விரைவான மற்றும் எளிமையான செய்வுகளைத் தேர்வு செய்யவும். சில எளிய யோசனைகள் பின்வருமாறு :

* ஓட்ஸ் அல்லது கிரேட்ஸ் போன்ற முழு தானியங்களை அடிப்படையாகக் கொண்ட காலை உணவுகளை தயாரிக்கவும்.
* பருப்பு வகைகள் அல்லது முட்டைகளை அடிப்படையாகக் கொண்ட மதிய உணவுகளைத் தயாரிக்கவும்.
* பழங்கள் மற்றும் காய்கறிகளை நிறைய சேர்த்து இரவு உணவுகளைத் தயாரிக்கவும்.

சிற்றுண்டிகளுக்கான ஆரோக்கியமான யோசனைகள்

நேரமின்மை இருந்தாலும் ஆரோக்கியமாக சாப்பிடுவது முக்கியம். சிற்றுண்டிகளைத் தவிர்ப்பது உங்கள் இரத்த சர்க்கரை அளவைக் குறைக்கலாம், இது பசியை அதிகரிக்க வழிவகுக்கும். சில ஆரோக்கியமான சிற்றுண்டி யோசனைகள் பின்வருமாறு :

* பழங்கள், காய்கறிகள், பருப்பு வகைகள் அல்லது முழு தானியங்களை அடிப்படையாகக் கொண்ட சிற்றுண்டிகளைத் தேர்வு செய்யவும்.
* உங்கள் சிற்றுண்டிகளை முன்கூட்டியே தயாரித்தால், அவை வழியில் சாப்பிடுவதற்கு எளிதாக இருக்கும்.

உங்கள் சமையலை திறம்பட திட்டமிடுதல்

உங்கள் சமையலை திறம்பட திட்டமிடுவது நேரத்தை மிச்சப் படுத்த உதவும். ஒரு வாரத்திற்கு ஒரு உணவுத் திட்டத்தை உருவாக்குங்கள், மேலும் நீங்கள் வாரத்திற்கு ஒரு முறை அல்லது இரண்டு முறை மட்டுமே சமைக்க வேண்டும். உங்கள் சமையலறை

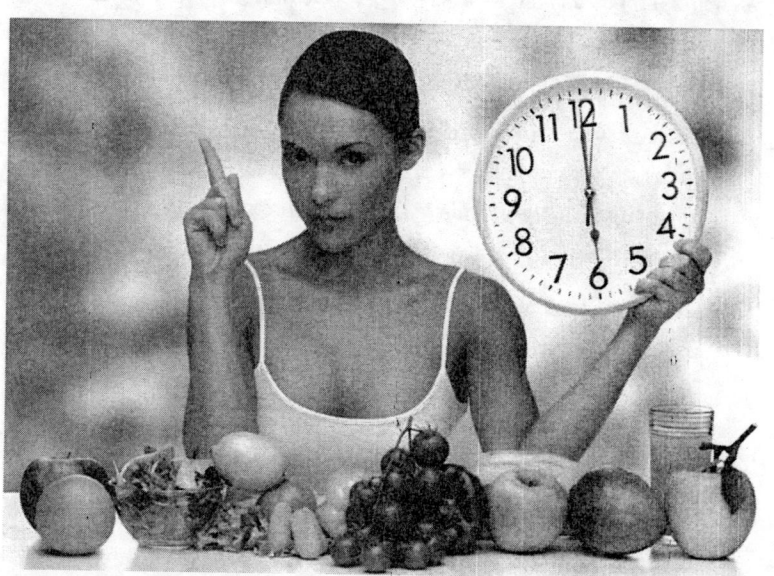

யில் எப்போதும் ஆரோக்கியமான பொருட்கள் இருப்பதை உறுதிப்படுத்தவும்.

சில கூடுதல் உதவிக் குறிப்புகள்

* நீங்கள் வெளியில் சாப்பிட வேண்டும் என்றால், ஆரோக்கியமான விருப்பங்களைத் தேர்வு செய்யவும்.
* உங்கள் உணவுகளை எடுத்துச் செல்ல கற்றுக் கொள்ளுங்கள்.
* நீங்கள் சமையல் செய்யும்போது, ஒரு முறைக்கு பல உணவுகளை சமைக்கவும்.
* உங்கள் குடும்ப உறுப்பினர்களை உங்கள் ஆரோக்கியமான உணவுப் பழக்கவழக்கங்களில் ஈடுபடுத்தவும்.

இந்த உதவிக்குறிப்புகளைப் பின்பற்றினால், நேரமின்மை இருந்தாலும் ஆரோக்கியமாக சாப்பிடலாம்.

இந்த புத்தகத்தில் நாம் ஆரோக்கியமான சாப்பிடுவதின் அடிப்படைகளைப் பற்றி விரிவாகக் கலந்து ஆலோசித்தோம். இப்போது, உங்கள் கற்றலைச் செயல்களாக மாற்ற உதவும் சில சிறப்பான தலைப்புகளை ஆராய்வோம். இங்கே சில உதாரணங்கள்:

* சுவையான மற்றும் ஆரோக்கியமான செய்வுகளைக் கண்டறிதல் : இந்த அத்தியாயத்தில், உங்கள் குடும்பம் முழுவதும் அனுபவிக்கும் சுவையான மற்றும் ஆரோக்கியமான உணவுகளுக்கான செய்வுகளை வழங்குவோம்.
* பட்ஜெட்டில் ஆரோக்கியமாக சமைத்தல் : ஆரோக்கிய மான உணவு விலை அதிகமாக இருக்க வேண்டியதில்லை! இந்த அத்தியாயத்தில், பட்ஜெட்டில் இருப்பவர்களுக்கான ஆரோக்கிய மான சமையல் யோசனைகள் மற்றும் பணத்தை மிச்சப்படுத்தும் உதவிக்குறிப்புகளை வழங்குவோம்.
* நேரமின்மை இருந்தாலும் ஆரோக்கியமாக சாப்பிடுதல் : பிஸியான வாழ்க்கை முறையுடன் ஆரோக்கியமான சாப்பிடுவது

சவாலானது. இந்த அத்தியாயத்தில், நேரமின்மை இருந்தாலும் சாப்பிட எளிதான மற்றும் ஆரோக்கியமான விருப்பங்களைப் பற்றி கலந்து ஆலோசிப்போம்.

❖ குடும்பத்தை முழுவதும் ஆரோக்கியமாக சாப்பிடுவது : ஆரோக்கியமான சாப்பிடுதலை உங்கள் குடும்பத்தின் ஒரு பகுதியாக மாற்றுங்கள்! இந்த அத்தியாயத்தில், குழந்தைகள் முதல் பெரியவர்கள் வரை அனைவரும் அனுபவிக்கும் ஆரோக்கியமான குடும்ப விருப்பங்களை வழங்குவோம்.

❖ ஆரோக்கியமான வாழ்க்கை முறைக்கு ஆரோக்கியமான சாப்பிடுதல் அப்பாற்பட்டு செல்வது : ஆரோக்கியமான சாப்பிடுவது உங்கள் உணவை மட்டும் மாற்றாது, உங்கள் ஒட்டு மொத்த வாழ்க்கை முறையையும் மேம்படுத்தும். இந்த அத்தியாயத்தில், உடற்பயிற்சி, தூக்கம், மன அழுத்தம் மேலாண்மை போன்ற பிற ஆரோக்கியமான வாழ்க்கை முறை காரணிகளை நாம் ஆராய்வோம்.

◻

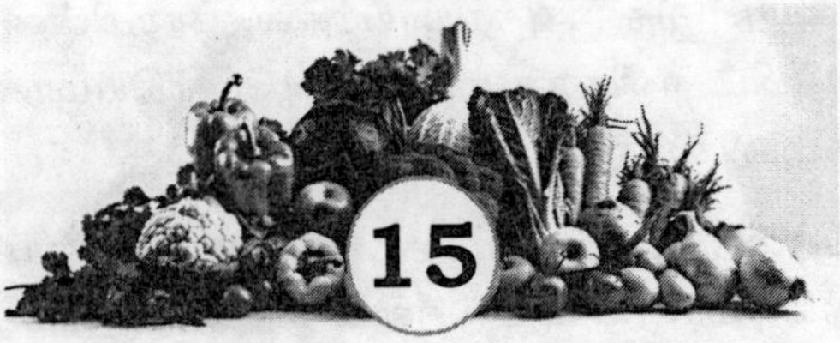

முடிவுரை

எந்த தலைப்புகளை முதலில் ஆராய்வோம் என்பதை நீங்கள் முடிவு செய்து எனக்குத் தெரிவிக்கலாம். உங்கள் ஆரோக்கியமான சாப்பிடுதல் பயணத்தில் உங்களுக்கு எப்படி உதவ முடியும் என்பதை அறிய நான் ஆர்வமுள்ளவராக இருக்கிறேன்!

ஆரோக்கியமான உணவு முறையைப் பற்றி இவ்வளவு தகவல்கள் தெரிந்து கொண்டது உங்களுக்கு எப்படி இருந்தது என்று தெரிந்து கொள்ள நானும் மிகவும் ஆர்வமாக இருக்கிறேன்! மிகவும் நடைமுறைக்குக் கட்டுப்பட்டு ஆரோக்கியமான வாழ்க்கை வாழ வேண்டும் என்பதே உங்கள் லட்சியம் என்பதைப் புரிந்து கொண்டேன்.

உங்கள் ஆர்வத்திற்கு ஏற்ப சில விஷயங்களைச் சொல்லலாம்.

புதிய ருசிகளை மகிழ்ந்து உண்ணுதல் : ஆரோக்கியமான உணவு என்பது சுவையற்றதாக இருக்க வேண்டும் என்று அர்த்தமல்ல. புதிய மற்றும் சுவையான காய்கறிகள், பழங்கள், தானியங்கள்

ஆகியவற்றை உங்கள் உணவில் சேர்த்துக் கொள்வது ஆரோக்கியத்தையும், சுவையையும் ஒன்றாக அளிக்கும்.

சொந்த சமையலே சிறந்தது: உங்கள் உணவை நீங்கள் சமைப்பதன் மூலம், உங்கள் உணவில் என்ன சேர்க்கப்படுகிறது என்பதைக் கட்டுப்படுத்தவும், ஆரோக்கியமான தேர்வுகளைச் செய்யவும் முடியும். சமையலறை பரிசோதனைகள் செய்து, சுவையான மற்றும் ஆரோக்கியமான உணவுகளை உருவாக்குவது மிகவும் திருப்தி அளிக்கும்.

❖ சிறிய மாற்றங்கள், பெரிய விளைவுகள் : ஆரோக்கியமான வாழ்க்கை முறைக்கு படிப்படியாக மாறுவது எளிதானது.

ஒவ்வொரு நாளும், ஒரு ஆரோக்கியமான பழத்தை சாப்பிடுவது, சர்க்கரை பானங்களைத் தவிர்ப்பது அல்லது நடை பயிற்சிக்குச் செல்வது போன்ற சிறிய மாற்றங்கள் நீண்ட காலத்திற்கு பெரிய விளைவுகளை ஏற்படுத்தும்.

❖ உங்கள் உடலைக் கேளுங்கள் : உங்கள் உடலுக்கு என்ன தேவை என்பதை உங்கள் உடலே உங்களுக்குச் சொல்லும். பசியாக இருக்கும்போது சாப்பிடுங்கள், முழுமையாக உணர்கிறீர்கள் என்றால் நிறுத்துங்கள். உங்கள் உடலைக் கேட்டு

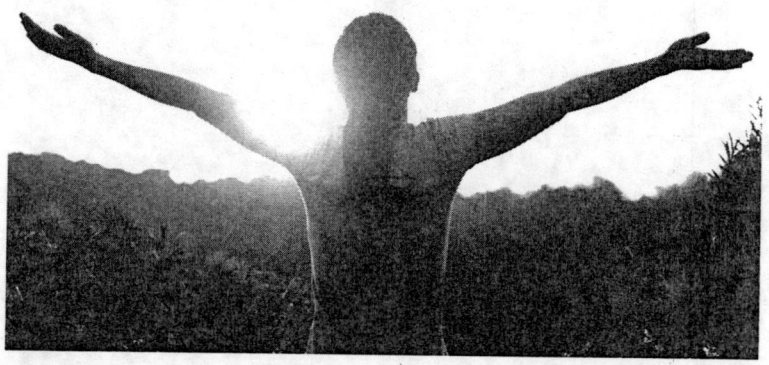

அதன் தேவைகளுக்கு ஏற்ப உணவு உட்கொள்வது ஆரோக்கியமான வாழ்க்கை முறைக்கு மிகவும் முக்கியமானது.

இவை உங்கள் தனிப்பட்ட கருத்தை விரிவாக்க சில யோசனைகள்.

உங்கள் பயணத்தில் நீங்கள் எடுக்கும் ஒவ்வொரு படிப்படியான மாற்றமும் ஆரோக்கியமான மற்றும் நிறைவான வாழ்க்கைக்கு வழிவகுக்கும். மறக்காதீர்கள், நீங்கள் தனியாக இல்லை, ஆரோக்கியமான வாழ்க்கை முறையைத் தேர்ந்தெடுக்கும் பலர் இருக்கிறார்கள்!

◻